がん研有明病院の

大腸がん治療

に向きあう食事

公益財団法人がん研究会 有明病院
監　　修 ● 比企直樹（元胃外科部長 栄養管理部部長）
食事指導 ● 高木久美（栄養管理部　NST専門療法士）
医療解説 ● 小西　毅（元大腸外科医長）
ストーマケア ● 松浦信子（看護部WOC支援部　看護師長　WOCナース）

術前術後の疑問
に答えます！

女子栄養大学出版部

はじめに

男性の2人に1人、女性の3人に1人が、がんに罹患《りかん》するといわれる時代に、がんと栄養は切っても切れない関係にあるという認識が深まりつつあります。それに伴い、栄養をとると、がんが育つのではなく、栄養がないとがんと戦う免疫すらも失ってしまうという概念が当然と考えられています。

現代のがん治療において、手術療法、放射線療法に加えて、化学療法、分子標的治療の存在は大きくなっています。目に見える腫瘍だけをたたく前者と比較して、目に見えないが身体にひそんでいるがん細胞もターゲットとする化学療法、分子標的治療はがんの再発予防にも欠かせない存在なのです。

「大腸がん」はこれまで欧米人に多い病気として捉えられてきましたが、近年、日本人でも食事の欧米化も手伝って、大腸がんの罹患率は急激に増加しています。大腸がんの治療方法は手術療法が主流ではありますが、放射線療法に加えて化学療法、分子標的治療を組み合わせた治療により、その手術成績を伸ばしてきました。したがって、これらの治療による合併症や副作用に対する食事療法が重要になっています。

大腸がんの治療では、下痢や頻便、おなかのはり、便秘などの症状とうまくつき合う食事が必要になります。さらに、人工肛門（ストーマ）を作ることにより手術の安全性を担保したりするため、ストーマの管理に配慮した食事も必要です。さらには肝転移の多い病気ではありますが、肝切除の技術が発達し、そのため肝切除後の状態での人生の質（ＱＯＬ）を保つことも考えなければなりません。

本書は、現代の大腸がん治療に伴い、ＱＯＬの高い人生を歩むための食事療法を中心にていねいに推敲されています。大腸がんと仲よく暮らすためのヒントの込められた本書をご活用ください。

２０１５年３月

比企直樹

● がん研有明病院　栄養管理部について

がん研有明病院の栄養管理部では、がん患者さんが元気でいられるため、有効な治療を受けられるための栄養を考えつつ、おいしく、楽しい食を目指しています。

2013年からは、栄養サポートチーム（NST）※の管理栄養士が「栄養コンシェルジュ」としてそれぞれ担当病棟を持ち、ベッドサイドで入院患者さん一人一人の不安や苦痛を聞きとり、より食べやすく栄養価の高い食事ができるようくふうしています。

※患者さんの栄養療法を担う医療体制。チームのメンバーは、医師、歯科医師、看護師、管理栄養士、薬剤師、臨床検査技師、理学療法士、歯科衛生士などです。

がん研有明病院の

大腸がん治療
に向きあう食事

もくじ

大腸がんの治療と食事

小西　毅／元 がん研有明病院　大腸外科医長

大腸がんの治療は、手術療法を中心に、内視鏡的治療、化学療法、放射線療法を組み合わせて行なわれます。大腸は食べ物を消化・吸収・排泄する器官です。そのため、どの治療法でも多かれ少なかれ、食生活に影響が出ます。大腸がんの治療によってどんな変化が起こるのか、大まかに紹介しましょう。

1 大腸がんの治療前にしておきたいこと

大腸がんは増えていますが、治る確率が高いがんでもあります

大腸がんになる人の数（罹患者数）は１９９０年には約６万人でした。２０１４年には約13万人と2倍以上に増え、２０２０年には、がん全体のトップになると予測されています。

大腸がんが増えた要因の１つは生活習慣の変化でしょう。多量の飲酒、動物性たんぱく質や動物性脂肪のとりすぎ、野菜不足、運動不足、肥満、ストレスと、まさに現代人が抱える生活習慣のリスクそのものです。

大腸がんで亡くなる人も増えています。いまや肺がんに次いで多く、女性では最多です。ただ、死亡者数の増加は高齢化による影響が大きく、40～60歳代に限れば、死亡率は低下傾向にあります。というのも、大腸がんは早期に発見すれば治る確率が高い病気なのです。そして、リンパ節転移の

ある進行がんであっても5年生存率はけっして低いものではありません。

大腸がんは治療法の選択肢が豊富です

大腸がんは、早期であれば手術で治ることが多く、その後進行して肝臓や肺に転移した場合でも再度手術が可能です。

手術ができない場合でも、放射線療法や化学療法を組み合わせて対処することができます。化学療法では新たな分子標的薬も登場し、治療法の選択肢が豊富なのも大腸がんならではです。

手術前におすすめしたい食事や生活習慣の改善

大腸がんの根治治療は切除です。開腹手術は術後の回復に時間がかかり、腸閉塞や感染症などの合併症が起こる可能性があります　早期がんに行なわれる内視鏡的治療、最近急速に増えている腹腔鏡手術は、開腹手術にくらべて体に負担が少ないため回復が早く、術後の合併症も少ないとされています。しかし、こうした治療法でも、合併症が皆無ではありません。開腹手術と同じように注意することで、より早い回復が望めます。

術後のリスクを少しでも減らすために、術前から食事や生活習慣を改善することがたいせつです。

手術前、腸の狭窄がある場合は易消化食にしましょう

狭窄があり、血便や便通異常などの症状がある場合は、食物繊維が少なく、やわらかく調理した食事（易消化食）にします。狭窄が強い場合は流動食にしたり、入院を早めて食事制限や点滴をすることもあります。

Column　治療前にしたい食事と生活改善

①血糖値をコントロールしましょう

血糖値が高いと、術後の縫合不全や感染症のリスクが高くなる傾向があります。

②肥満の場合は、少しでも改善しましょう

肥満は手術時間を長びかせる一因となり、合併症を起こすリスクになります。

③できるだけ早く禁煙しましょう

タバコは発がん物質です。また、肺の慢性的な炎症を起こすため、肺炎など手術合併症のリスクを高めます。

④手術に備えて体力を保ちましょう

術後の回復を早めるため、軽い運動などで体力の維持に努めます。n−3系脂肪酸は、免疫力を高め、術後の合併症予防の効果が期待できます。積極的にとりましょう。

2 切除手術を受けたあとの変化と食事

切除する部位、術式によって術後の状態が違います

大腸は全長2m近くあります。肛門から15㎝ほどが直腸で、それ以外は結腸です。日本人の大腸がんの約4割は直腸、2割強はS状結腸ですが、女性は盲腸から横行結腸のがんが多く、近年は結腸がんが増えています。

切除手術では、がんをはさんで腸を15～20㎝切除し、周囲のリンパ節を切除します。これは直腸がんでも結腸がんでも、腹腔鏡手術でも開腹手術でも同じです。ただ、術後の状態は少しずつ違います。

直腸がん手術の場合

直腸は骨盤の奥にあって膀胱や尿道、性器に囲まれ、自律神経が密集しているため、手術がむずかしく、開腹手術になる確率が高くなります。開腹手術を行なった場合は1～2割くらいの割合で、吻合不全や感染症などの合併症が起こる危険性があります。

直腸は便の水分を再吸収して固め、たまると肛門がゆるむ排便反射を促します。そのため、直腸の術後は、水分の多い下痢や軟便が出ます。また、肛門の近くで切断すると反射が損なわれるため、便が頻繁に排泄される頻便になりがちです。

合併症の危険性や排便障害は半年くらい続きます。その間は消化のよい食事を心がけ、外出時は失禁対策グッズを利用するなどしてのり切りましょう。規則正しい生活リズムを保ち、全身を適度に動かして血行をよくすることもたいせつです。

結腸がん手術の場合

結腸がんの場合は比較的シンプルに切除できるため、腹腔鏡手術になることも多く、20㎝ほど切除しても排便障害もあまり起きません。

ただ、腹腔鏡手術でも合併症が起こる危険性はあります。たとえば、切除範囲が大きくなると、水分や電解質の吸収に支障をきたすことがあります。また、S状結腸を切除した場合は、頻便になることがあります。

したがって、結腸がんでも術後3か月くらいまでは直腸がんと同様に食事に注意が必要です。

ストーマを装着する場合

おもに直腸の切除手術を受けた場合、切除した位置や病状によっては、人工肛門（ストーマ）を造ることがあります。その場合は、下痢や頻便などの症状に加えて、ガスやにおいなどへの対策も必要です。

図　大腸の構造

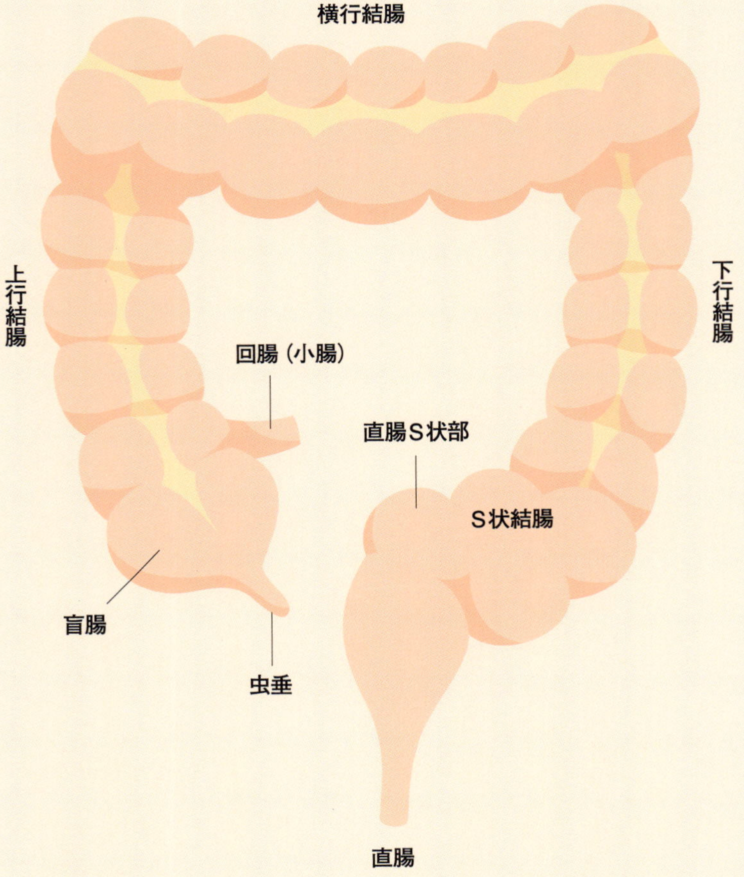

3 化学療法・放射線療法と食事

化学療法を受ける場合

　大腸がんの化学療法は、手術前にがんを小さくするために行なう場合と、手術後に再発、転移予防に行なう場合、手術できないがんを治療するために行なう場合があります。

　化学療法を行なうには、腎臓や肝臓などがちゃんと機能していることが条件とされます。したがって、高血糖や脂質異常症、肥満などの生活習慣病はコントロールしておく必要があります。

　再発予防に行なう術後の化学療法は通常、24週間、半年近く続きます。その間、吐き気や口内炎、食思不振、末梢神経障害などの症状が起こることがあります。それらの症状のために食事がとりにくくなる場合がありますが、治療を最後まで受けるためには、必要な栄養をきちんととって体力を維持することが第一です。また、体重の変化により、抗がん剤の効果や副作用が変わってしまうため、一定の体重を維持するのが理想です。

放射線療法を受ける場合

　放射線療法は、大腸がんでは補助的に行なうことが多いのですが、最近は、人工肛門（ストーマ）を避けるために化学療法と組み合わせて使ったり、再発予防に手術と組み合わせるなど、用途が増えています。

　いずれにしても、放射線療法も下痢や頻尿、皮膚のただれなどの症状が現われることがあります。それぞれの症状に応じて、食事をくふうするなど、対策が必要になります。

Column

化学療法、放射線治療の参考に

『がん研有明病院の抗がん剤・放射線治療に向きあう食事』

治療よる症状で食べられないときに、どんな料理なら、食べやすくなるか、くわしく紹介した本です。

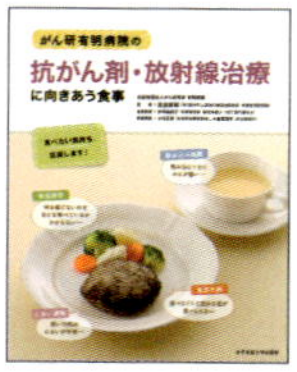

手術後から積極的に食事をとり、歩いて、回復力を応援します

術後の回復を早めるERAS（術後回復力強化プログラム）

大腸がんに限らず、最近は手術の前後の絶水・絶食期間を短くして、食事をできるだけとることで回復力を強化しようというＥＲＡＳ（術後回復力強化プログラム）が広がっています。

大腸がんではかつては手術後３～５日絶食し、ガスが出てから食事を開始。流動食から始めて、三分がゆ、五分がゆ、全がゆと、ゆっくり段階的に進めていました。

これに対してＥＲＡＳを導入している当病院では、手術の翌日には流動食を始めて口から食べ、術後２～３日目から五分がゆ食、４日目には全がゆ食に移行します。

その後は、回復の具合に合わせて、腸閉塞の予防に食物繊維の量に注意しながら、食事を増やしていきます。

食事をとり、早期離床することで合併症のリスクを減らします

術後翌日から食事をとり、体力の回復を促すと、早期離床が可能になります。

当病院では手術翌日にはベッドから起きて歩行練習を始めます。痛みがある場合も薬でコントロールできますので、歩くことができます。そうして早期離床をすることで、ドレーン（排液管）を抜いたり抜糸をするタイミングも早くなります。つまり、術後の回復も早くなり、それだけ腸閉塞などの合併症のリスクも低下するわけです。

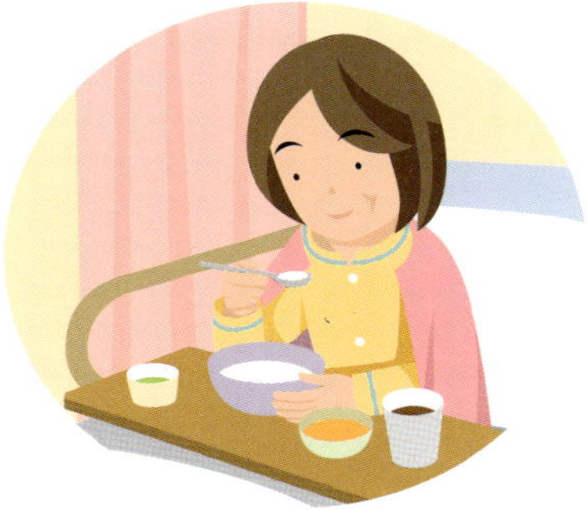

ストーマになったときに気をつけたいこと

直腸を切除する手術を受けた後、便の出口となるストーマ（消化器ストーマ）を設けます。ストーマをつけたときに気になること、注意したいことをまとめましたので参考にしてください。

松浦信子／がん研有明病院　看護部WOC支援部　看護師長　WOCナース

ストーマの種類と適応

ストーマは手術方法や病状、治療法によって種類が異なります。設置する場所は大きく2つ、小腸（回腸）と結腸（大腸）とに分かれます。

小腸ストーマは大腸を全摘した場合につくられるほか、一時的ストーマとして造設されることもあります。

結腸ストーマは、直腸の下部を切除した場合はS状結腸あるいは下行結腸に造設され、一時的ストーマやS状結腸の腸の狭窄で便の通り道が細いときには症状を緩和する目的で左右の横行結腸に造設されます。

ストーマは腸の一部をおなかの外に出して作ります。ストーマは肛門、つまり便の排泄口ですが、これまでとの違いは、直腸による「便をためる」「便意を感じる」「便を我慢する」という3つの働きを伴わないことです。そのため、食べたものが腸に届いて消化吸収されるたびに、便は自動的にストーマから排泄されます。自分の意思でコントロールすることはできません。

ストーマの種類によって便の形状は異なります

現在のストーマ装具は防水・防臭機能がすぐれているので、便やにおいが漏れる心配はほとんどありません。そのうえ、ストーマの出口は排泄時以外は腹圧で閉まっているので、装具にたまった便が逆流したり、雑菌が入ることはありません。

しかし、下痢のときはストーマから便が漏れたり、下痢便が皮膚につくことでストーマ周囲の皮膚がただれてしまうことがあります。すぐにストーマの袋がいっぱいになるためトイレで便を出す頻度も増えます。

また、腸の状態が悪いとガスが発生しやすく、ストーマにガスがたまってパンパンになり、ガスが漏れて音が出たり、においがが漏れてしまうなどのトラブルが起こることがあります。便秘のときは、ストーマがつまりやすい状態です。

便の状態や体調は食事の内容によっても変わります。食事をくふうすることで、少しでもよいコンディションに調節しましょう。83㌻以下に食事と生活のアドバイスとメニューを紹介していますので参考にしてください。

ストーマの位置と便の特徴

有形便は従来の便に近いため、においやガスが気になりがち。水様便や泥状便は水分と消化酵素が多いため、漏れたり、皮膚のただれが起こりやすくなります。

左・右横行結腸ストーマ
…泥状便（ヨーグルト状）。消化酵素が多い。1日約300～500mℓ

小腸（回腸）ストーマ
…水様便（下痢状）。消化酵素が多い。1日約800mℓ。

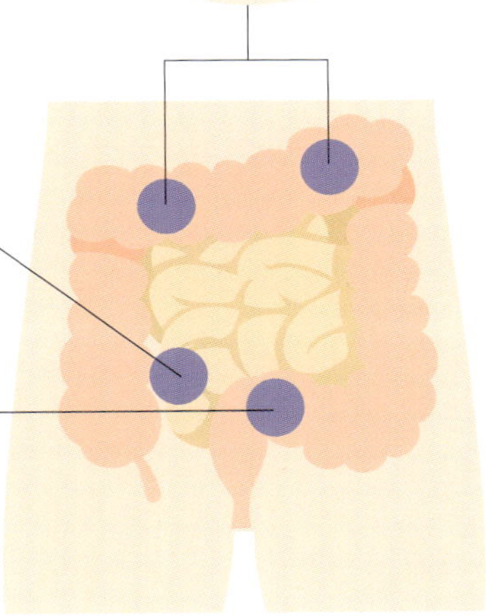

下行結腸ストーマ S状結腸ストーマ
…有形便（従来の便に近い）。消化酵素は少ない。1日約100～200g。

Column ストーマをつけたときのトラブル

ストーマをつけた患者さんの不安によくあがることをまとめました。下痢や便秘、腸にガスが溜まるなどによりトラブルが発生しやすい状態となります。

1. 便秘によりストーマの出口に便が詰まってしまう。
2. 下痢により、トイレの回数が増えてしまう。
3. 下痢便によって面板がはがれやすくなり、便が漏れてしまう。
4. 下痢便が皮膚に付いて、皮膚がただれてしまう。
5. ストーマの袋にたまったガスで、においが出たり、袋が破裂しそうになる。

料理ページの見方

●栄養士からのアドバイス

患者さんからの質問や相談に対する、栄養士からの答えとアドバイスです。この時期に食べてもらいたいもの、反対に控えめにしてほしいものなど、やさしくていねいにお答えします。

●患者さんからの質問・相談

患者さんからよく聞かれる疑問や相談ごとです。

●できあがりの料理写真

材料の切り方、盛りつけの具合など参考にしてください。

●栄養価

1人分あたりの栄養成分値です。エネルギーと塩分のほか、不溶性食物繊維の量も表示しました。124～133ページに掲載の詳細な栄養成分値一覧も参考にしてください。

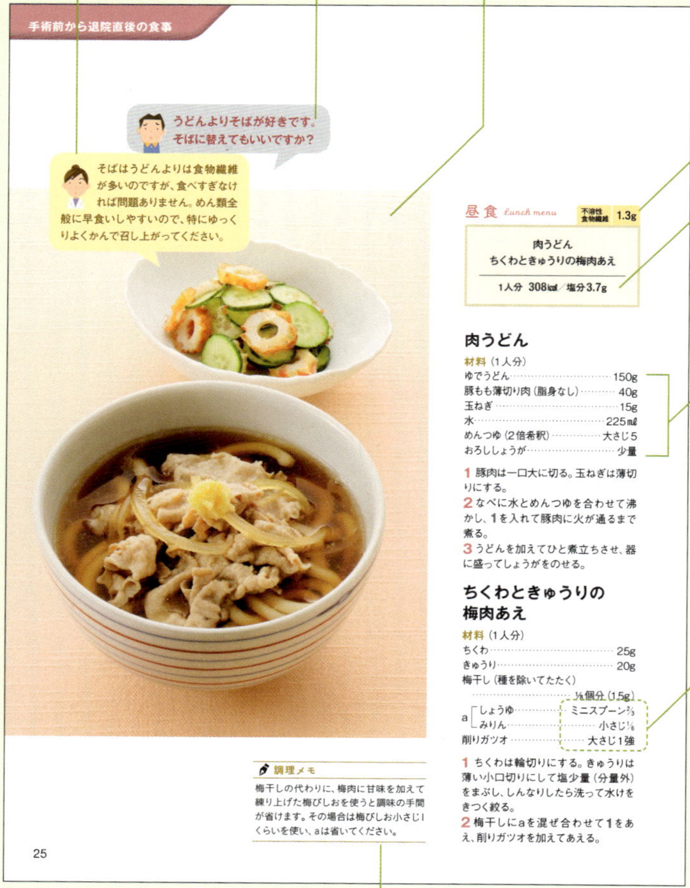

手術前から退院直後の食事

うどんよりそばが好きです。そばに替えてもいいですか?

そばはうどんよりは食物繊維が多いのですが、食べすぎなければ問題ありません。めん類全般に早食いしやすいので、特にゆっくりよくかんで召し上がってください。

昼食 Lunch menu　不溶性食物繊維 1.3g

肉うどん
ちくわときゅうりの梅肉あえ
1人分 308kcal／塩分3.7g

肉うどん

材料（1人分）

ゆでうどん……150g
豚もも薄切り肉（脂身なし）……40g
玉ねぎ……15g
水……225mℓ
めんつゆ（2倍希釈）……大さじ5
おろししょうが……少量

1 豚肉は一口大に切る。玉ねぎは薄切りにする。
2 なべに水とめんつゆを合わせて沸かし、1を入れて豚肉に火が通るまで煮る。
3 うどんを加えてひと煮立ちさせ、器に盛ってしょうがをのせる。

ちくわときゅうりの梅肉あえ

材料（1人分）

ちくわ……25g
きゅうり……20g
梅干し（種を除いてたたく）……⅛個分（1.5g）
a［しょうゆ……ミニスプーン⅔
　みりん……小さじ⅙
削りガツオ……大さじ1強

1 ちくわは輪切りにする。きゅうりは薄い小口切りにして塩少量（分量外）をまぶし、しんなりしたら洗って水けをきつく絞る。
2 梅干しにaを混ぜ合わせて1をあえ、削りガツオを加えてあえる。

調理メモ
梅干しの代わりに、梅肉に甘味を加えて練り上げた梅びしおを使うと調味の手間が省けます。その場合は梅びしお小さじ1くらいを使い、aは省いてください。

25

●材料表

基本的に1人分の量で紹介していますが、1人分では作りにくいものは「作りやすい量」で紹介しています。各材料の分量はいずれも、食べられない皮や骨、種などを除いた正味重量です。

●計量器具

本書の料理で使用している計量器具は、1カップ＝200mℓ、大さじ1＝15mℓ、小さじ1＝5mℓ、ミニスプーン1＝1mℓです。いずれも、女子栄養大学代理部（TEL 03-3949-9371）で販売しています。
※本書の料理で使用した塩は、小さじ1＝5gのものです。

電子レンジの加熱時間は、600Wのものを使用した場合です。ほかのW数のレンジを使う場合は、適宜加減してください。

●調理メモ

代用できる材料や、保存のくふうなど、調理のさいに知っておくと役立つことをまとめました。

手術前から退院直後の食事

スタートは手術前。17 〜 18㌻は、術後に備えて免疫力を応援する料理です。24㌻以降は、手術で生まれ変わった大腸と、じょうずにつき合っていくための食事です。食欲のないとき、調理する余裕がないときのお助けメニューも紹介しています。

レシピ考案・指導◎高木久美　（がん研有明病院　栄養管理部）

入院前の
食事アドバイス

入院前は手術に向けて体調を整えます。体力を保つために食事はしっかり食べ、免疫力を高めるためにn-3系脂肪酸をとりましょう。腸の狭窄がある場合は易消化食とする場合もあります。

肥満があるときは、減量が必要か医師に確認しましょう

短い期間でも、肥満を少しでも解消することで、血糖値や脂質異常症を軽くする効果は期待できます。肥満があって医師から減量の指示があるときは、食事制限を行ないましょう。しかし体力を保つために無理な減量は控えます。

n-3系脂肪酸を積極的にとりましょう

がん細胞は、体内に慢性炎症を起こす物質を分泌しています。手術に備えて慢性炎症を抑え、体力を維持することが重要です。

青背魚に多く含まれるn-3系脂肪酸は、積極的に食べることで慢性炎症を抑える働きがあります。また、術前にとり入れることで免疫力が高まり、術後の感染症予防につながることが知られています。17〜18ﾍﾟの青背魚を使った料理を入院前にぜひお試しください。

なお、n-3系脂肪酸は術後の炎症を抑える可能性があります。術後は食べる量を控えめにして活用してください。

Column n-3系脂肪酸の多い魚

n-3系脂肪酸のEPAは、脂質の多い魚に多く、中でも青背魚に多く含まれています。

EPAが豊富な魚

マイワシ	サケ	タイ
サンマ	ウナギ	マグロのとろ
サバ	ニシン	ブリ
サワラ	タチウオ	アジ

あなたの標準体重は？

標準体重 [　　kg] ＝ 身長 [　　m] × 身長 [　　m] × 22※

※22はBMI（ボディ・マス・インデックス。体格指数）。

手術前の食事

免疫力を応援する料理

手術前には術後の回復を促し、免疫機能を応援する栄養を充分にとりましょう。積極的にとりたいのは魚に豊富なn-3系脂肪酸。がん細胞による慢性炎症を防いだり、筋たんぱく質の消耗を抑える働きもあります。

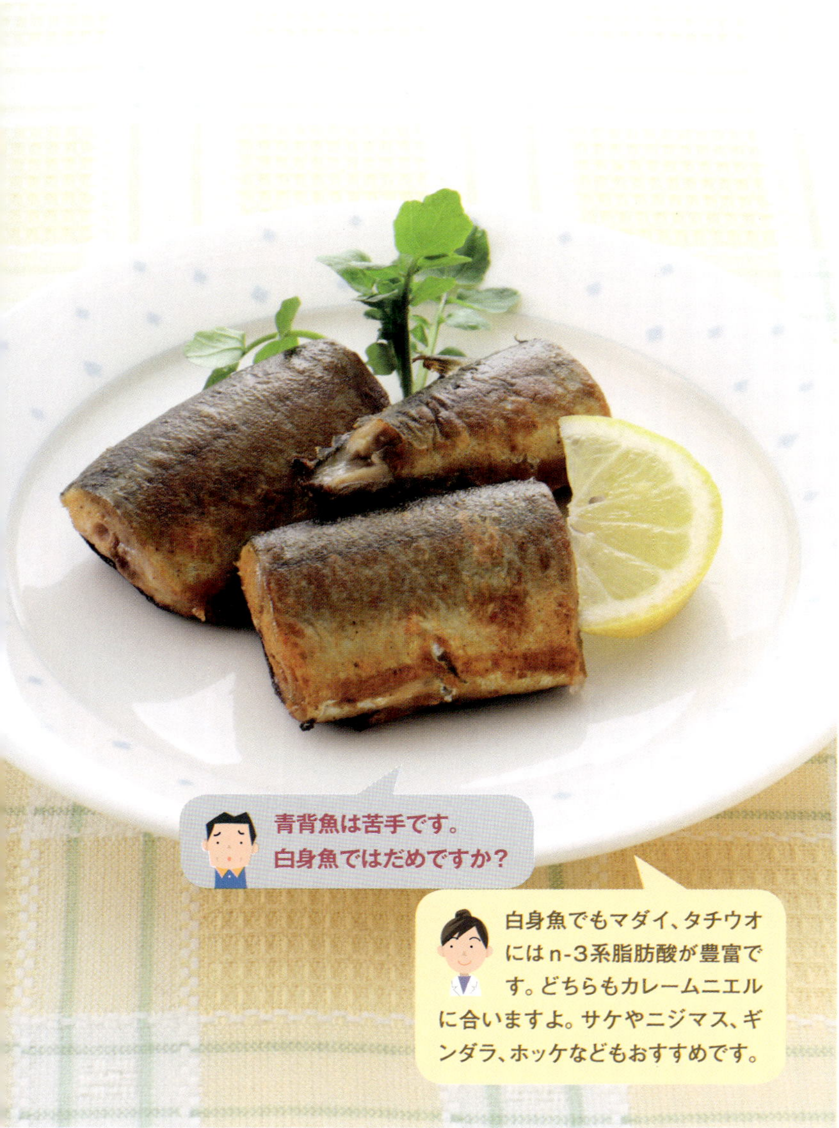
青背魚は苦手です。
白身魚ではだめですか？
白身魚でもマダイ、タチウオにはn-3系脂肪酸が豊富です。どちらもカレームニエルに合いますよ。サケやニジマス、ギンダラ、ホッケなどもおすすめです。

不溶性食物繊維 0.7g

サンマのカレームニエル

材料（1人分）

- サンマ……………… 1尾（正味100g）
- a
  - しょうゆ…………………… 小さじ1
  - みりん……………………小さじ½
  - 酒………………………………小さじ½
- b
  - 小麦粉…………………… 小さじ1
  - カレー粉…………………小さじ½
- サラダ油………………………………適量
- レモンのくし形切り……………1切れ
- クレソン…………………………………少量

1人分 366kcal／塩分0.8g

1 サンマは頭を落として3つに筒切りにし、内臓を除いてきれいに洗い、水けをふく。
2 ボールにaを合わせて**1**を漬け、20分おく。
3 サンマの汁けをふき、bを合わせたものをまんべんなくまぶす。
4 フライパンに油を熱し、**3**を並べ、ふたをする。焦げやすいので弱めの中火でじっくりと蒸し焼きにし、焼き色がついたら上下を返してこんがりと焼き上げる。
5 器に盛り、レモンのくし形切りとクレソンを添える。

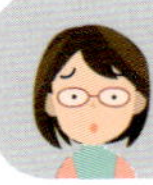

食欲がなく一度に食べきれません。

切り身を2つ3つに切ってフライパンで火が通るまで焼き、食べる分ずつ煮るとよいでしょう。

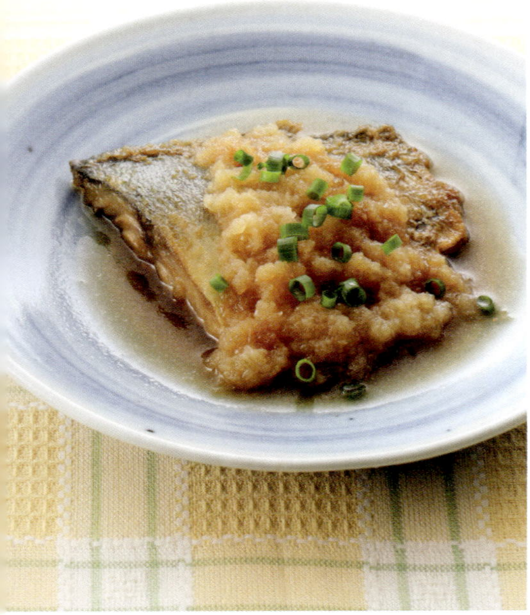

サバのおろし煮　不溶性食物繊維 0.4g

材料（1人分）

- サバ……1切れ（80g）
- 塩……少量
- 小麦粉……小さじ2弱
- サラダ油……小さじ⅔
- a
  - 水……¼カップ
  - しょうゆ……大さじ½
  - 酒・みりん……各小さじ1
- おろししょうが……小さじ¼
- 大根……80g
- 小ねぎの小口切り……少量

1人分　226kcal／塩分1.7g

1 サバは塩をふってしばらくおき、水けをふいて小麦粉をまぶす。
2 フライパンに油を熱してサバを入れて両面に焼き色をつける。
3 サバを焼いている間に大根をすりおろし、水けをきる。
4 2にaとおろししょうがを加え、サバに火が通るまで煮、最後におろし大根を加えてひと煮立ちさせる。
5 器に盛り、小ねぎを散らす。

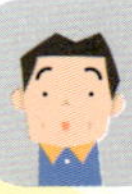

イワシは食べたいけれど、下調理がめんどうです。

イワシの下調理がたいへんなときは、市販のなべ用のつみれを利用すると手軽です。

イワシのつみれ汁　不溶性食物繊維 1.1g

材料（1人分）

- イワシ……1尾（正味50g）
- a
  - ねぎ……3cm分（10g）
  - しょうがの薄切り……1枚（2g）
- b
  - かたくり粉……大さじ½
  - 酒・みそ……各小さじ½
- 大根……30g
- にんじん……15g
- だし……¾カップ
- しょうゆ……大さじ½
- ねぎの小口切り……2cm分

1人分　156kcal／塩分2.0g

1 イワシは頭と内臓を除き、きれいに洗って水けをふく。皮を下にしてまな板に置き、中骨を抜いてから身をこそげ、皮を除く。
2 こそげた身を包丁で刻む。まな板のあいたところでaを刻み、イワシと合わせてbを加え、包丁でたたきながら全体に混ぜる。
3 大根とにんじんは薄いいちょう形に切る。
4 なべにだしと2を入れて火にかけ、大根が透き通るまで煮る。
5 2をスプーンで一口大にすくい落とし、浮き上がってくるまで煮、しょうゆで調味する。最後にねぎを散らしてひと煮立ちさせる。

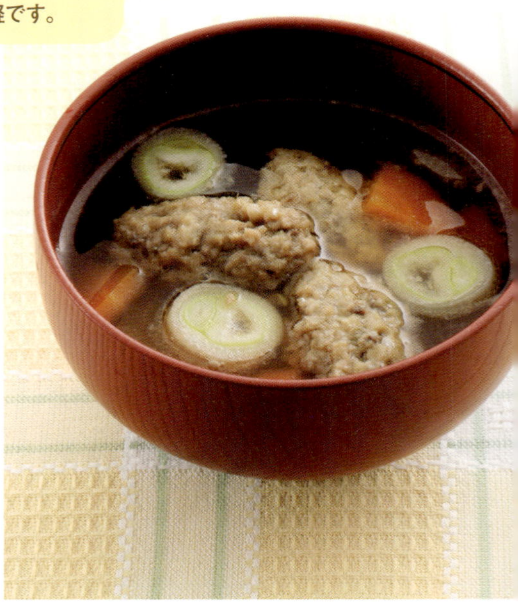

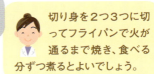

手術前後の食事アドバイス

手術前の食事は、腸の状態によって異なります

通常、手術日の1～2日前に入院となります。手術前々日までの食事は主治医の指示によって以下のように調整します。

腸の狭窄がない場合	腸の狭窄が軽くある場合	腸の狭窄が強い場合
普通食（主食はごはん）を 1日3回	易消化食 （食物繊維が少なく、 やわらかく調理した食事）	流動食または 栄養機能性食品や栄養剤

なお、手術前に血便や便通異常などの症状が頻繁にみられるなど、狭窄が強い場合は、入院を早めて絶食とし、点滴から栄養を投与することもあります。

手術前日から退院までの食事の流れ

11ページで述べたように、最近は早期離床をめざしてＥＲＡＳ（術後回復力強化プログラム）を導入する施設が増えています。具体的な進め方は施設によって、また治療法や病状によって少しずつ異なります。ここでは一例としてがん研有明病院での食事の流れを紹介します。

手術前日	絶食・絶水＋点滴 20時～ 手術室入室3時間前までにOS-1（経口補水液、商品名）を飲める範囲で飲む 21時～ 固形物は禁止
手術当日	手術室入室3時間前から絶飲食＋点滴
手術翌日 （術後1日目）	水分摂取開始、朝食から流動食開始
術後2日目	昼食から ＞＞ 分割食（五分粥食½量）
術後3日目	昼食から ＞＞ 分割食（五分粥食全量）
術後4日目	朝食から ＞＞ 分割食（全粥食全量）
術後5日目以降	各自の状態に合わせて量を増やしたり内容を変えていく
術後9日目	回復の状態（食事がとれて熱がないこと）で退院

退院直後の食事アドバイス

退院直後は腸閉塞予防のための食事を続けましょう。退院直前の病院食をお手本に、量は少なめ、間食つきの食事を、よくかんでゆっくり食べましょう。おなかのはりがあるときは無理せずに食事を控えます。

腸閉塞の予防を第一に

8～9ページで紹介したように、手術を受けた部位や術式によって、下痢や軟便、頻便になるなど、排便障害が起こりがちです。これらは時間の経過とともに軽くなりますが、食事に注意することで、症状をやわらげることができます。

手術後1か月くらいはまだ腸の動きが悪かったり、腸が狭くなったりして食べ物が詰まりやすい状態です。腸が食べ物や便で詰まってしまうことを腸閉塞といいます。腸閉塞予防のために食事に注意しましょう。大事をとって術後3か月までは腸閉塞を予防する食べ方を心がけましょう。

食べ方のルール

1 食べすぎないようにしましょう

働きの悪い腸にとって、一度にたくさんの食べ物の処理をすることは大きな負担です。控えめに食べましょう。ただ、朝昼夕の3食だけだと、栄養が不足しがちです。23ページを参考に、間食を1日2～3回加えて必要な栄養を確保しましょう。

2 よくかんで消化を助けましょう

よくかむことで、消化しやすくなります。食べ物を細かくするとともに、唾液の分泌が増し、唾液に含まれる消化酵素が食べ物とまじり合って消化されやすくなります。よくかめば早食い予防にもなります。30分を目安に、ゆっくり食べましょう。

3 おなかのはりを感じたら腸を休ませましょう

おなかのはりは腸の働きが滞っているしるしです。無理をせず食事を減らすか1食抜くかして腸を休めましょう。食べすぎていないか、消化の悪いものを食べていないかふり返りましょう。食物繊維の多い食品はもちろん、腸に刺激を与える食品、ガスがたまりやすい食品も控えます。

冷えやストレスが影響することもあります。生活全体も見直してみましょう。

4 食物繊維は控えめにしましょう

食物繊維のとりすぎは便のかさを増やし、腸の働きが悪い時期には腸を詰まらせる原因となることがあります。手術から1

か月くらいまでは控えめにし、その後少しずつとり入れていきましょう。

5 体調が悪いときに注意したい食品

① 刺激物

刺激物は腸への刺激となり下痢を悪化させたり、痛みを強めたりする危険があります。下痢やおなかの痛みがあるときは控えましょう。

② ガスのたまりやすい食品

おなかがはるときは、ガスのたまりやすい食品など、さらにはりを強めてしまう食品を控えましょう。

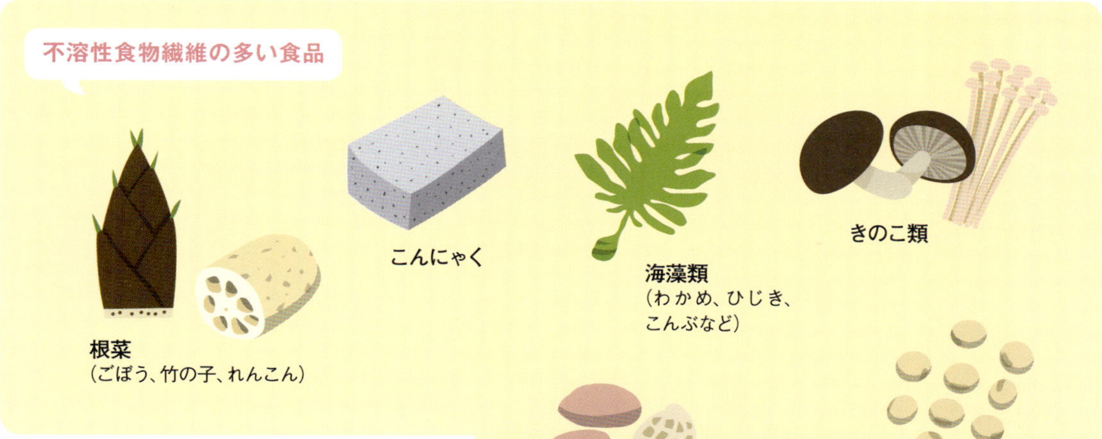
不溶性食物繊維の多い食品
根菜
（ごぼう、竹の子、れんこん）
こんにゃく
海藻類
（わかめ、ひじき、こんぶなど）
きのこ類

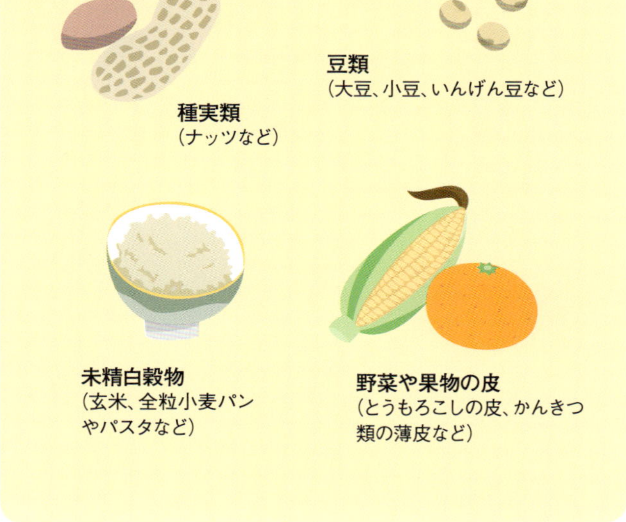
種実類
（ナッツなど）
豆類
（大豆、小豆、いんげん豆など）
未精白穀物
（玄米、全粒小麦パンやパスタなど）
野菜や果物の皮
（とうもろこしの皮、かんきつ類の薄皮など）

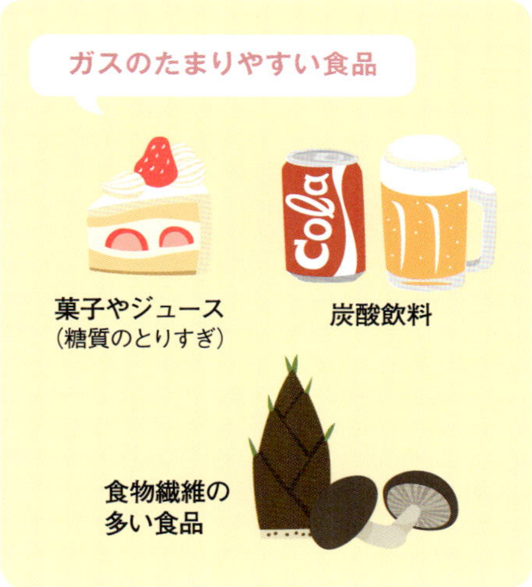
ガスのたまりやすい食品
菓子やジュース
（糖質のとりすぎ）
Cola
炭酸飲料
食物繊維の多い食品

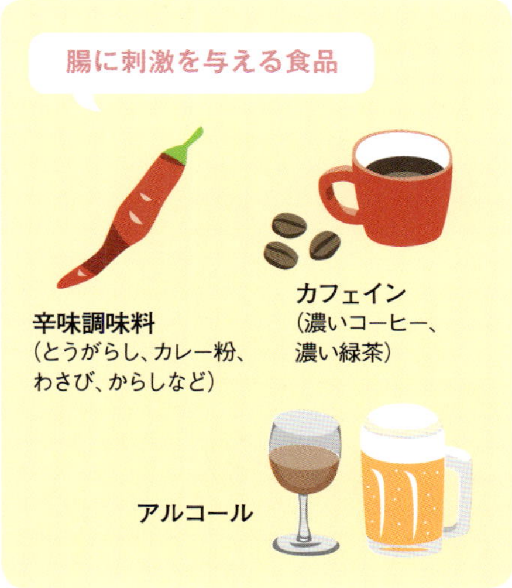
腸に刺激を与える食品
辛味調味料
（とうがらし、カレー粉、わさび、からしなど）
カフェイン
（濃いコーヒー、濃い緑茶）
アルコール

1日の食事のとり方と目安量

退院したらなにをどのくらい食べればいいのか、入院中からイメージしておくとあわてずにすみます。朝、昼、夕の３食をイラストで示した量を目安に食べると３食の合計がほぼ1000kcalになります。３食のほかに間食を１日2～3回とります。好きなものを組み合わせて必要なエネルギー量にあわせてとりましょう。手術後１か月以降の食事量は48ページを参考にしてください。

●手術後１か月くらいまでの食事量

1日３食 ＝ 1000kcal

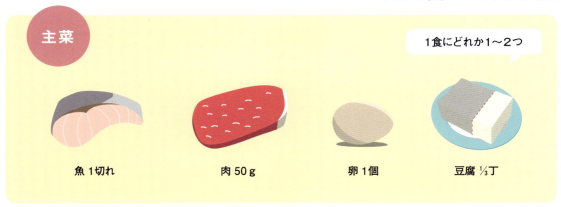

主菜

1食にどれか1～2つ

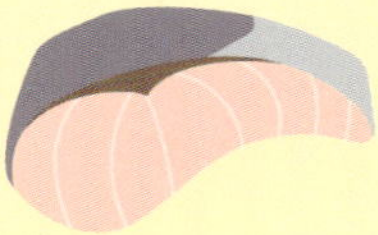

魚 1切れ

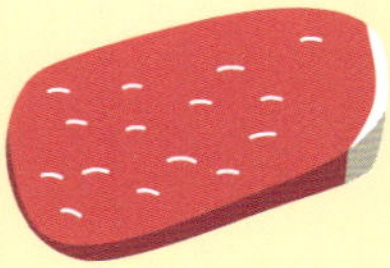

肉 50ｇ

卵 1個

豆腐 1/3丁

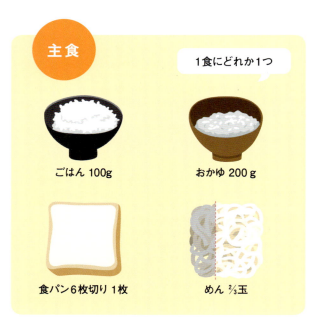

主食

1食にどれか1つ

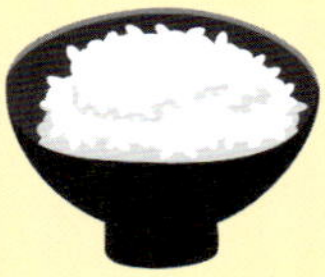

ごはん 100g

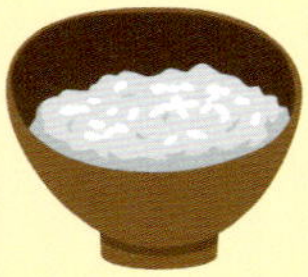

おかゆ 200ｇ

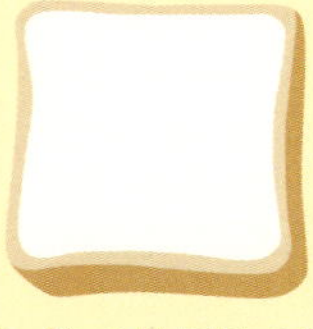

食パン6枚切り 1枚

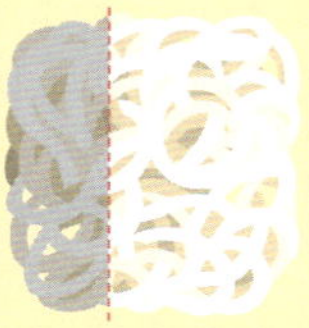

めん 2/3玉

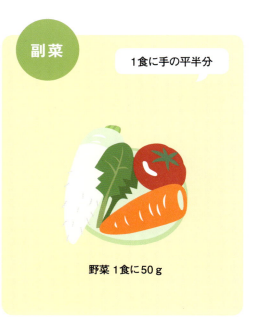

副菜

1食に手の平半分

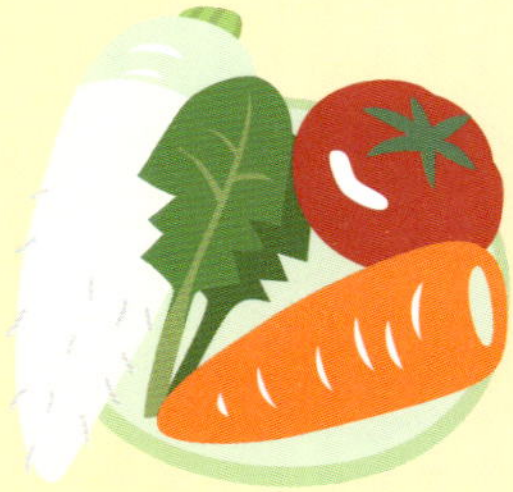

野菜 1食に50ｇ

1日2～3回　組み合わせて 200 ～ 500kcal

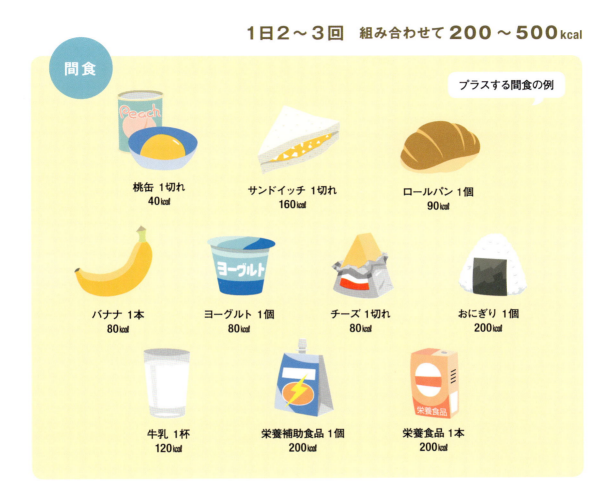

間食

プラスする間食の例

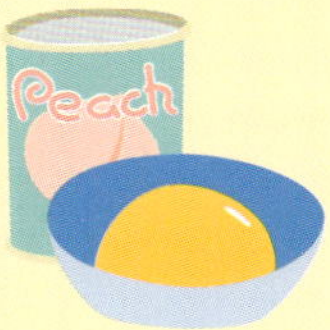

桃缶 1切れ
40kcal

サンドイッチ 1切れ
160kcal

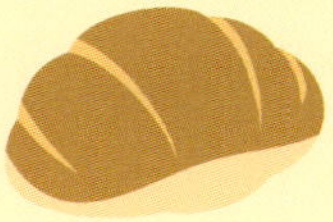

ロールパン 1個
90kcal

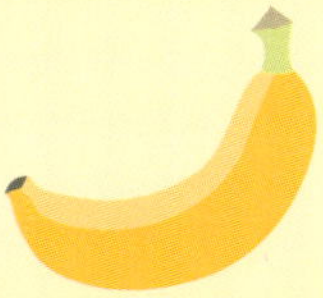

バナナ 1本
80kcal

ヨーグルト 1個
80kcal

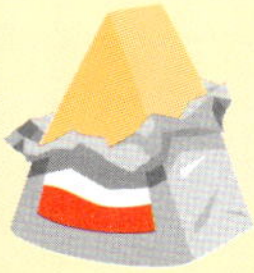

チーズ 1切れ
80kcal

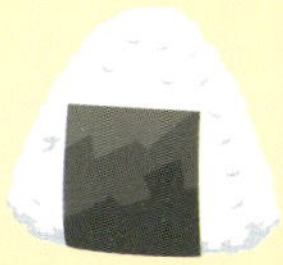

おにぎり 1個
200kcal

牛乳 1杯
120kcal

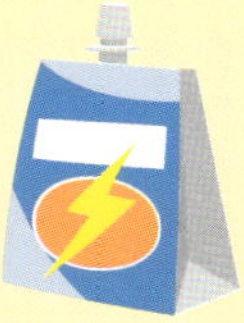

栄養補助食品 1個
200kcal

栄養食品 1本
200kcal

Column　体調に合わせて食事を調整します

体重が減ってしまう場合は間食をプラス

手術後1か月くらいは3食に間食2～3回の1日5～6食を続けましょう。体重が減ってきてしまう場合は間食を増やしてください。

1か月すぎたら食事量を徐々に増やします（48ページ参照）

おなかのはりがないようなら、朝昼夕3食の量をそれぞれ少しずつ増やして、その分間食を減らして、少しずつ手術前の食事に近づけていきます。

主菜と副菜、主食をそれぞれ増やしていきます。不溶性食物繊維も少しずつとり入れていきましょう。

間食の回数を減らしたいときは、乳製品や果物を3食のデザートとして添える方法もあります。ただし、おなかがはるときは無理をせず、間食を続けましょう。

退院直後の献立

手術後は腸の一部が失われているうえ、しばらくは腸の働きが悪くなったり、通りが狭くなったりと食べものがつまりやすい状態です。ゆっくりかむこと、食べすぎないことがポイントです。

朝食 *Breakfast menu* 不溶性食物繊維 2.5g

ほうれん草とチーズのオムレツ
オニオンスープ
ジャムトースト
レンジりんご

1人分 417kcal／塩分2.5g

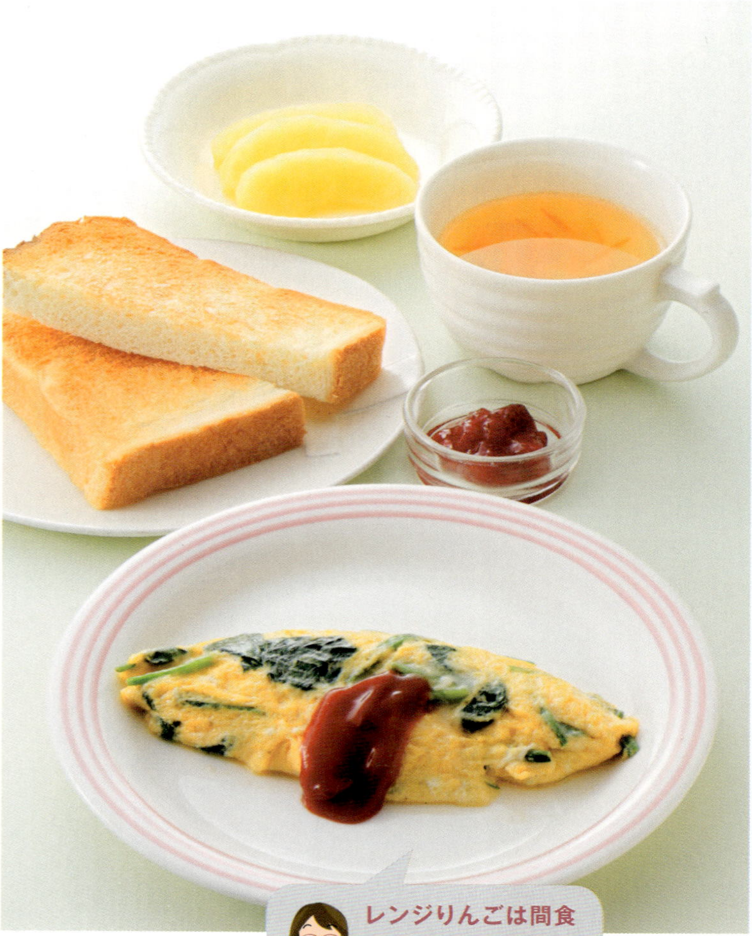

ほうれん草とチーズのオムレツ

材料（1人分）

卵……1個
a ┌牛乳……大さじ1
　│塩……ミニスプーン⅓弱
　└こしょう……少量
ほうれん草……15g
とろけるチーズ……10g
サラダ油……小さじ1
トマトケチャップ……小さじ1

1 ほうれん草はやわらかくゆでて水にとってきつく絞り、あらみじんに刻む。
2 ボールに卵を割りほぐし、aを加え混ぜ、**1**とチーズを加える。
3 フライパンに油を熱して**2**を流し、大きく混ぜ、半熟状になったらオムレツ形にまとめる。ケチャップをかける。

オニオンスープ

材料（1人分）

玉ねぎ（せん切り）……10g
にんじん（せん切り）……5g
水……¾カップ
顆粒ブイヨン……小さじ¼
塩……ミニスプーン⅔弱
こしょう……少量

　なべに水とブイヨンを入れて野菜を加え、火にかける。煮立ったら火を弱めて5～6分、野菜がくったりするまで煮、塩とこしょうで味を調える。

ジャムトースト

材料（1人分）

食パン（6枚切り）……1枚
いちごジャム……15g

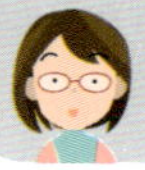

レンジりんごは間食にしてもよいですか？

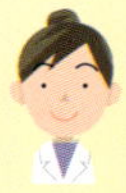

もちろんだいじょうぶです。ジャムトーストを1切れ間食に回してもいいですね。

レンジりんご

材料（1人分）

りんご……60g
砂糖……小さじ1

　りんごは皮をむいてくし形に切る。耐熱皿にのせて砂糖をふり、ラップをして電子レンジで2分加熱する。

うどんよりそばが好きです。
そばに替えてもいいですか？

そばはうどんよりは食物繊維が多いのですが、食べすぎなければ問題ありません。めん類全般に早食いしやすいので、特にゆっくりよくかんで召し上がってください。

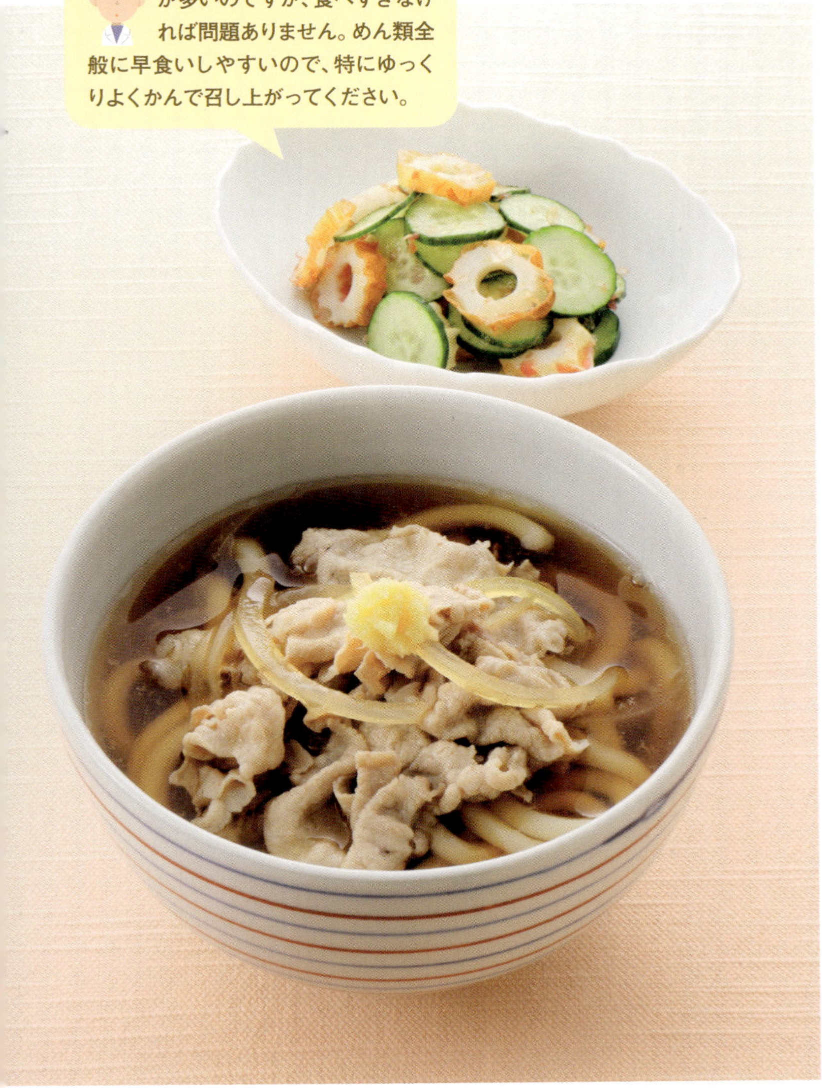

昼食 *Lunch menu*

不溶性食物繊維 1.3g

肉うどん
ちくわときゅうりの梅肉あえ

1人分 308kcal／塩分3.7g

肉うどん

材料（1人分）

ゆでうどん……150g
豚もも薄切り肉（脂身なし）……40g
玉ねぎ……15g
水……225mℓ
めんつゆ（2倍希釈）……大さじ5
おろししょうが……少量

1 豚肉は一口大に切る。玉ねぎは薄切りにする。
2 なべに水とめんつゆを合わせて沸かし、**1**を入れて豚肉に火が通るまで煮る。
3 うどんを加えてひと煮立ちさせ、器に盛ってしょうがをのせる。

ちくわときゅうりの梅肉あえ

材料（1人分）

ちくわ……25g
きゅうり……20g
梅干し（種を除いてたたく）……⅛個分（1.5g）
a［しょうゆ……ミニスプーン⅔
　 みりん……小さじ⅙
削りガツオ……大さじ1強

1 ちくわは輪切りにする。きゅうりは薄い小口切りにして塩少量（分量外）をまぶし、しんなりしたら洗って水けをきつく絞る。
2 梅干しにaを混ぜ合わせて**1**をあえ、削りガツオを加えてあえる。

調理メモ

梅干しの代わりに、梅肉に甘味を加えて練り上げた梅びしおを使うと調味の手間が省けます。その場合は梅びしお小さじ1くらいを使い、aは省いてください。

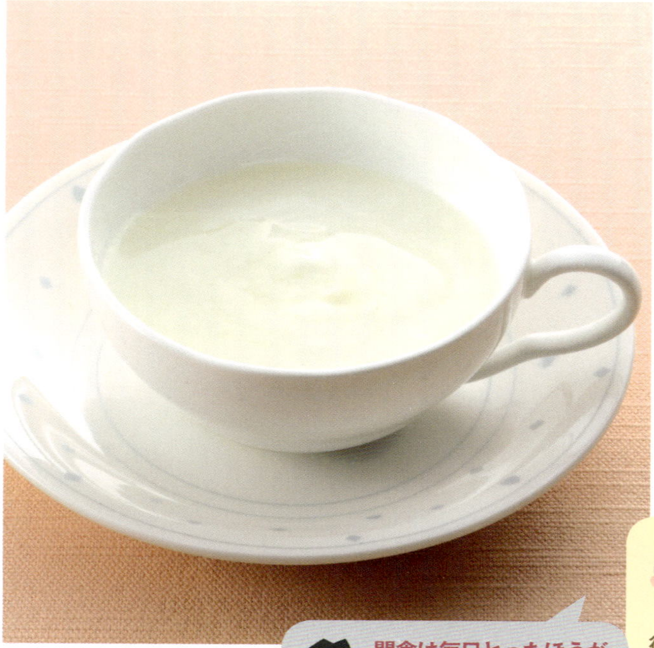

間食 *Eating between meals*

不溶性食物繊維 0g

オリゴヨーグルト

1人分 97kcal／塩分0.1g

オリゴヨーグルト

材料（1人分）

プレーンヨーグルト……………100g
オリゴ糖シロップ……………15g

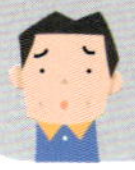

間食は毎日とったほうがいいですか？

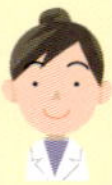

退院直後は1食を少なめに調整しているので栄養が不足しがちです。栄養を補うためと、傷の回復のためにも間食をとり入れましょう。

夕食 *Dinner menu*

不溶性食物繊維 1.9g

サワラの塩麹風味ホイル焼き
なすとえびの中国風煮
長芋のせん切り
全がゆ

1人分 399kcal／塩分2.3g

サワラの塩麹風味ホイル焼き

材料（1人分）

サワラ……………小1切れ（80g）
塩麹……………小さじ2
ねぎ……………15g
パプリカ（赤）……………10g

1 サワラは水けをふきとり、塩麹をまぶして10分ほどおく。
2 ねぎは斜め薄切りにし、パプリカは細く切る。
3 アルミホイルを広げてねぎを敷き、サワラを重ねてのせ、パプリカを添え、ホイルの縁を合わせてぴったり閉じる。
4 **3**をオーブントースターか魚焼きグリルで12～15分焼く。

なすとエビの中国風煮

材料（1人分）

なす……………1個（50g）
エビ（殻つき）……………2尾（30g）
しょうがのせん切り……………少量
a ┌水……………¼カップ
　│顆粒鶏がらだし……………小さじ¼
　└酒……………小さじ1
b ┌塩……………ミニスプーン½
　└みりん……………小さじ¼
水どきかたくり粉……………小さじ1

1 なすは皮をむいて長さを半分に切って一口大に切り、水にさらしてアクを抜く。
2 エビは背わたを除いて殻をむき、ぶつ切りにする。
3 なべにaを合わせて煮立て、なすとエビを入れて煮る。なすに火が通ったらbを加えて味を調え、水どきかたくり粉を流して全体に混ぜ、とろみがつくまで煮る。

長芋のせん切り

材料（1人分）

長芋……………40g
めんつゆ（2倍希釈）……………小さじ1
酢……………小さじ1
青のり粉……………少量

1 長芋は皮をむいてせん切りにする。
2 ボールに入れてめんつゆと酢を加えてあえ、器に盛って青のり粉を散らす。

全がゆ

材料（1人分・でき上がり220g）

米……………¼カップ
水（米の5～6倍量）……1¼～1½カップ

1 米を洗って厚手のなべに入れて水を加え、30分おいて吸水させる。
2 ふたをして中火にかけ、沸騰したらふたをずらして弱火にし、混ぜないようにして40分炊く。
3 火を消してふたをして5分おき、蒸らす。

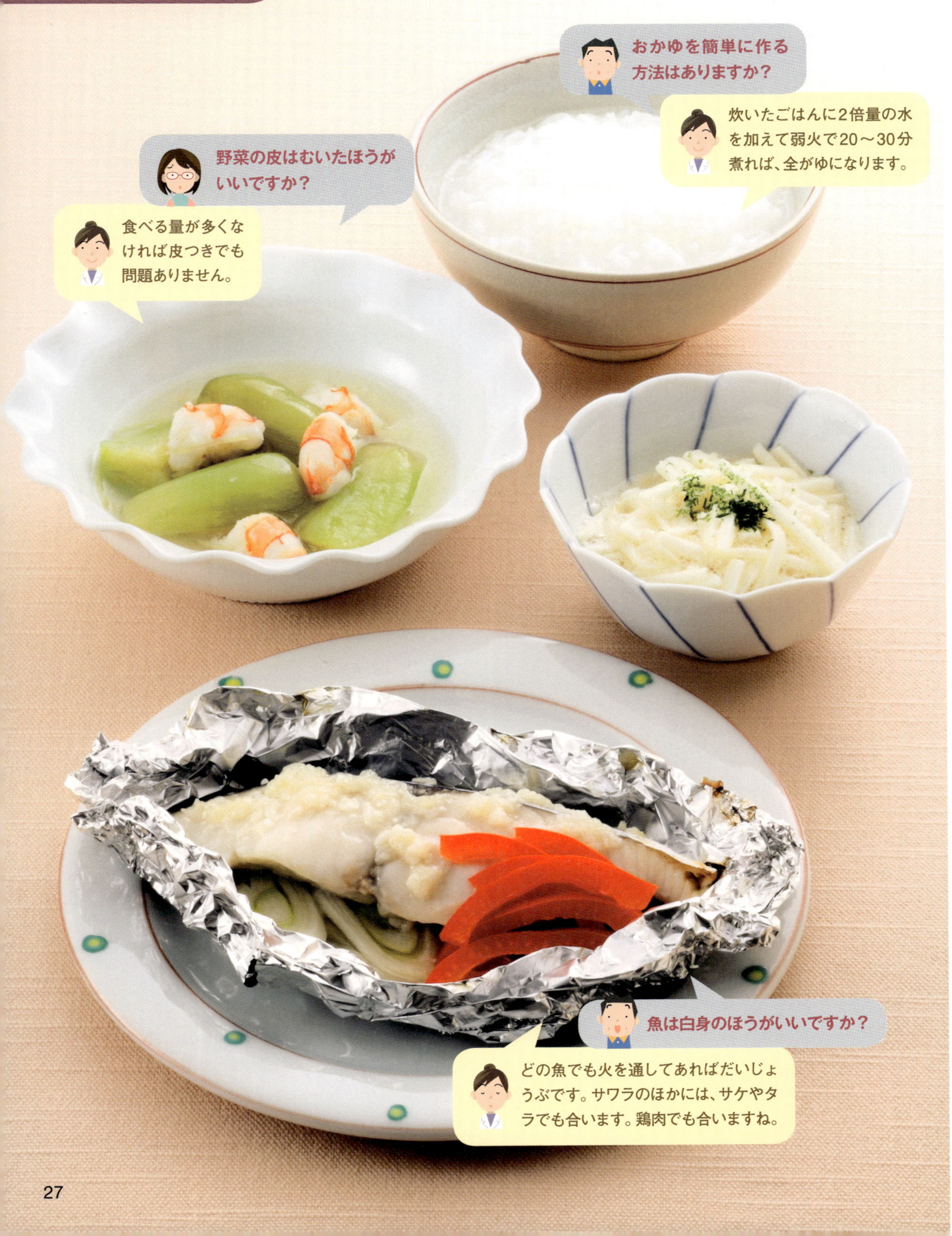

おかゆを簡単に作る方法はありますか？

炊いたごはんに2倍量の水を加えて弱火で20～30分煮れば、全がゆになります。

野菜の皮はむいたほうがいいですか？

食べる量が多くなければ皮つきでも問題ありません。

魚は白身のほうがいいですか？

どの魚でも火を通してあればだいじょうぶです。サワラのほかには、サケやタラでも合います。鶏肉でも合いますね。

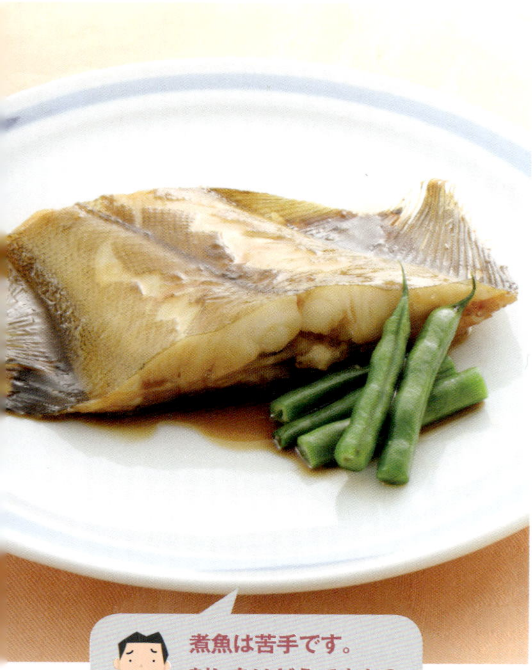

腸にやさしい主菜

傷の回復にはたんぱく質が必要です。卵や豆腐、肉や魚などに多く含まれているため積極的にとりましょう。ただし、下痢がひどいときは、脂質の多いバラ肉やベーコンに注意して量を控えめにします。

カレイの煮つけ

不溶性食物繊維 0.3g

材料（1人分）

カレイ		1切れ（100g）
しょうがの細切り		1枚分
a	水	⅖カップ
	しょうゆ	小さじ2
	みりん・砂糖	各小さじ1
	酒	大さじ1
さやいんげん		2本

1人分 127kcal／塩分2.0g

1 カレイは洗って水けをふき、表側の皮に切り目を入れる。

2 さやいんげんは熱湯で色よくゆで、3cm長さに切る。

3 フライパンにaを合わせて温め、カレイを入れてしょうがを散らす。煮立ったら中火にして煮汁を回しかけ、落としぶたをして10分ほど煮る。

4 最後にさやいんげんを入れてさっと煮、器に盛りつける。

煮魚は苦手です。刺し身はどうですか？

術後は体力が落ちて腸炎にかかりやすい状態です。術後1か月くらいまでは刺し身は控えましょう。

ひき肉とキャベツの重ね蒸し

不溶性食物繊維 1.8g

材料（作りやすい量／2人分）

キャベツ		3枚（240g）
豚ひき肉		120g
玉ねぎ		⅛個
a	塩	ミニスプーン½
	こしょう	少量
卵		½個分
b	顆粒ブイヨン	小さじ½
	酒	大さじ1
	塩	ミニスプーン½
	こしょう	少量

1人分 189kcal／塩分0.9g

1 キャベツは1枚のまま芯を平らにそぎ、熱湯でゆで、水けをきってさます。

2 1でそいだキャベツの芯と玉ねぎはみじん切りにする。

3 ボールにひき肉とaを合わせて練り混ぜ、卵と2を加えてよく混ぜる。

4 直径12cmぐらいの耐熱ボールに、キャベツを1枚敷き、3の半量を入れて平らにならす。キャベツ1枚をのせて残りの3を入れて平らにならし、残りのキャベツをかぶせる。

5 bを混ぜて4に回しかけ、ラップをかぶせて電子レンジ強で5分加熱する。

6 あら熱がとれたら食べよく切って器に盛る。

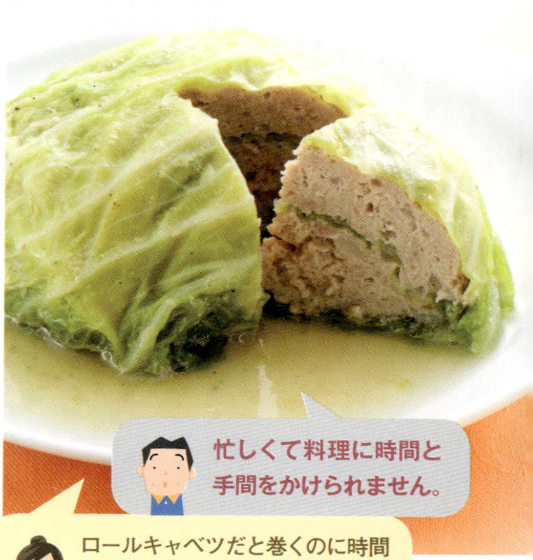

忙しくて料理に時間と手間をかけられません。

ロールキャベツだと巻くのに時間や手間がかかりますが、重ね蒸しなら簡単に作れます。電子レンジを活用することで洗い物も減らせます。

食事のたびに料理を作るのはたいへんです。

棒々鶏の蒸し鶏はまとめて作っておくと重宝します。鶏胸肉2枚分で作る方法と応用メニューを73ページに掲載しているので参考にしてください。

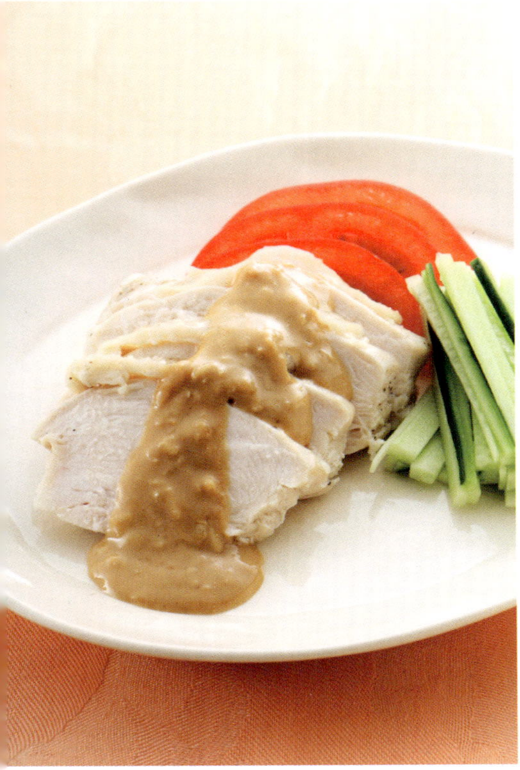

棒々鶏

不溶性食物繊維 0.6g

材料（1人分）

鶏胸肉……………………50g
塩…………………………少量
a
- 酒……………………小さじ1
- しょうがの薄切り………1枚
- ねぎの青い葉…………適量

きゅうり……………¼本（15g）
トマト………………¼個（30g）
b
- 白練りごま…………小さじ1
- 砂糖………………小さじ⅔
- しょうゆ……………小さじ½
- 酢…………………小さじ⅔
- おろししょうが…………少量
- ねぎ（みじん切り）…小さじ1

1人分 152kcal／塩分0.6g

1 鶏肉に塩をまぶして耐熱皿に置き、aをのせる。ラップをふんわりとかけて電子レンジで2〜3分加熱する。ラップをぴったり貼りつけてさめるまでそのままおく。
2 きゅうりは細切りにし、トマトは薄い半月形に切る。
3 鶏肉は薄く切って**2**とともに器に盛り、bをよく混ぜてかける。

大豆製品で注意する食品はありますか？

大豆をこして作る豆腐や豆乳は腸にやさしいですが、納豆やおからは食物繊維が多く含まれている食品です。食べすぎないようにしましょう。

不溶性食物繊維 1.0g

豆腐の鶏そぼろ煮

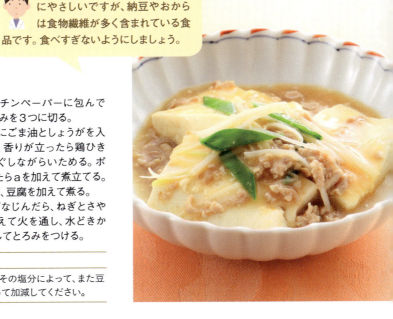

材料（1人分）

もめん豆腐………⅓丁（100g）
鶏ひき肉…………………30g
しょうがのせん切り…………1g
ごま油………………小さじ½
a
- だし………………½カップ
- 酒…………………小さじ1

b
- しょうゆ・砂糖…各小さじ½
- みそ……小さじ1〜大さじ½

さやえんどうの細切り……3枚分
ねぎのせん切り……3cm分（10g）
水どきかたくり粉………大さじ½

1人分 177kcal／塩分1.3g

1 豆腐はキッチンペーパーに包んで水けをきり、厚みを3つに切る。
2 フライパンにごま油としょうがを入れて火にかけ、香りが立ったら鶏ひき肉を加えてほぐしながらいためる。ポロポロになったらaを加えて煮立てる。bをとき入れて、豆腐を加えて煮る。
3 豆腐に味がなじんだら、ねぎとさやえんどうを加えて火を通し、水どきかたくり粉を流してとろみをつける。

調理メモ

みその量は、みその塩分によって、また豆腐の水分によって加減してください。

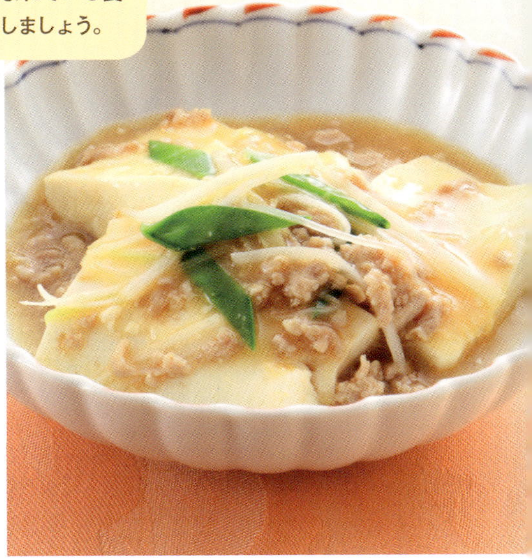

腸にやさしい副菜

術後は腸閉塞予防のために不溶性食物繊維をとりすぎないようにしましょう。ただ、野菜はビタミンやミネラルの供給源です。食べる量を控えめに、よくかんでゆっくり食べましょう。

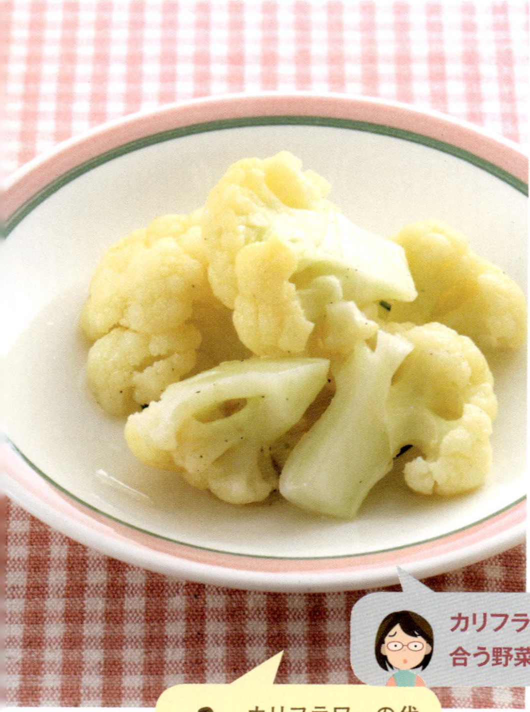

カリフラワーのホットサラダ

不溶性食物繊維 1.5g

材料（1人分）

カリフラワー……60g

a
- レモン汁……小さじ1
- はちみつ……小さじ1
- オリーブ油……小さじ1
- 塩……ミニスプーン1
- こしょう……少量

1人分 76kcal／塩分0.8g

1 カリフラワーは小房に分け、熱湯でやわらかくなるまでゆで、ざるにあげて水けをきる。

2 ボールにaを合わせて混ぜ、カリフラワーが温かいうちに加えてあえ、味をなじませる。

カリフラワーのほかに合う野菜はありますか？

カリフラワーの代わりに、かぶ、キャベツでも合います。

不溶性食物繊維 1.0g

白菜の煮浸し

材料（1人分）

白菜……80g

にんじん……10g

油揚げ……⅛枚

a
- だし……⅖カップ
- しょうゆ……小さじ1
- みりん……小さじ1

1人分 57kcal／塩分1.0g

1 白菜は縦2～3つに切り、軸はそぎ切りにし、葉は一口大に切る。にんじんは薄い短冊切りにする。油揚げは油抜きをして、短冊切りにする。

2 なべにaを合わせて白菜の軸とにんじん、油揚げを入れ、ときどき混ぜながら煮る。白菜の軸がしんなりしたら葉を加え、味がなじむまで煮る。

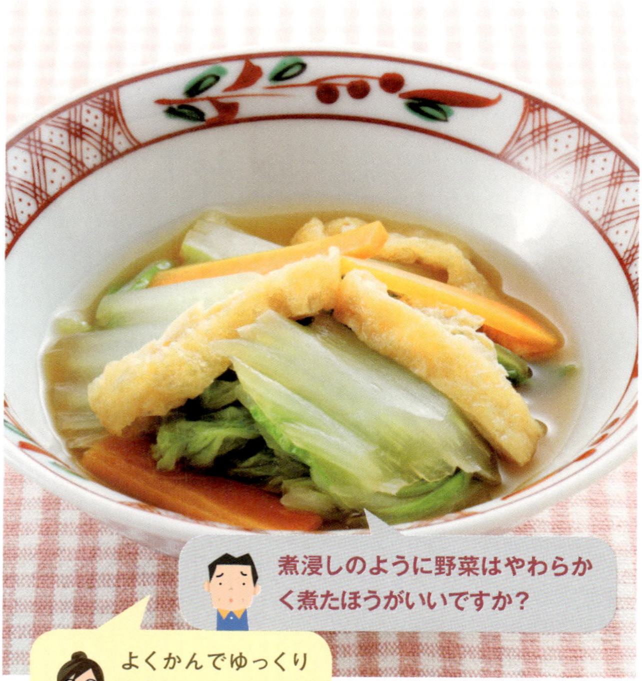

煮浸しのように野菜はやわらかく煮たほうがいいですか？

よくかんでゆっくり食べれば、生野菜でもだいじょうぶです。

ラタトゥイユは
保存できますか？

冷蔵庫で3日は持ちます。途中で温めて煮詰めると、作りたての味よりもコクの増した味が楽しめます。

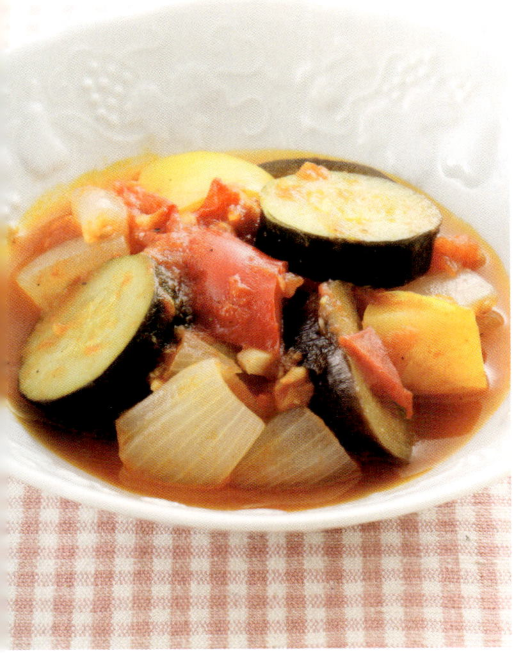

ラタトゥイユ

不溶性食物繊維 1.4g

材料（作りやすい量）

なす	1個（80g）
ズッキーニ	½本（50g）
玉ねぎ	¼個（50g）
パプリカ（赤）	¼個（30g）
パプリカ（黄）	¼個（30g）
トマト	1個（150g）
にんにくのみじん切り	¼かけ分
オリーブ油	大さじ1
塩	小さじ½
こしょう	少量

1人分（⅓量）68kcal／塩分0.8g

1 なすは輪切りにして水にさらす。ズッキーニも輪切りにする。玉ねぎ、パプリカ、トマトは1.5cm角に切る。

2 なべにオリーブ油とにんにくを入れて火にかけ、香りが立ったら、トマト以外の野菜を入れていためる。しんなりしたらトマトを加えていため合わせ、塩とこしょうを加えて弱火にし、10～15分、汁けが少なくなるまで煮る。

食物繊維が少なめの
野菜はなんですか？

大根、かぶ、玉ねぎ、白菜、キャベツ、トマトなどが比較的少なめです。

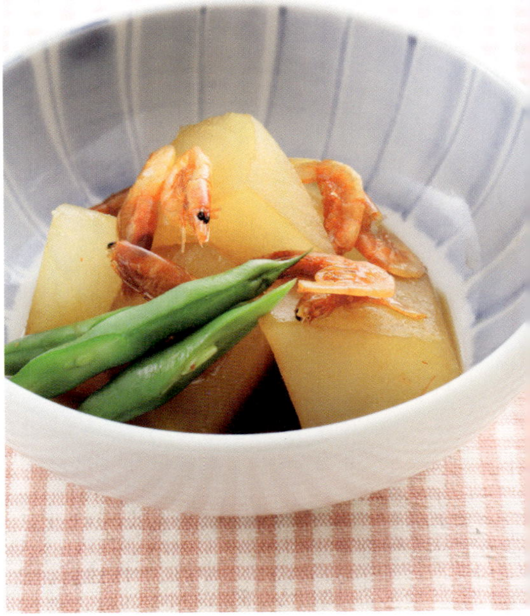

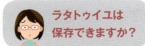

大根とサクラエビの煮物

不溶性食物繊維 0.7g

材料（2人分）

	大根	160g
	さやいんげん	2本（10g）
	サクラエビ（乾）	大さじ1
	だし	1カップ
a	しょうゆ	小さじ2
a	砂糖	小さじ1
a	みりん	小さじ1

1人分 36kcal／塩分1.0g

1 大根は皮を厚めにむいて乱切りにする。さやいんげんは熱湯で色よくゆで、斜めに3cm長さに切る。

2 なべにだしを入れて大根を加え、ふたをして火にかける。煮立ったら弱火にして大根に竹串が通るまで煮る。

3 サクラエビとaを加えてさらに煮、大根に味がなじんだらさやいんげんを加えてひと煮する。

腸にやさしい汁物

汁物は、食卓のなかで箸をつけやすく、食欲をそそる存在です。水分とともに栄養も補給できるよう、卵や乳製品、大豆製品を活用したメニューを紹介します。

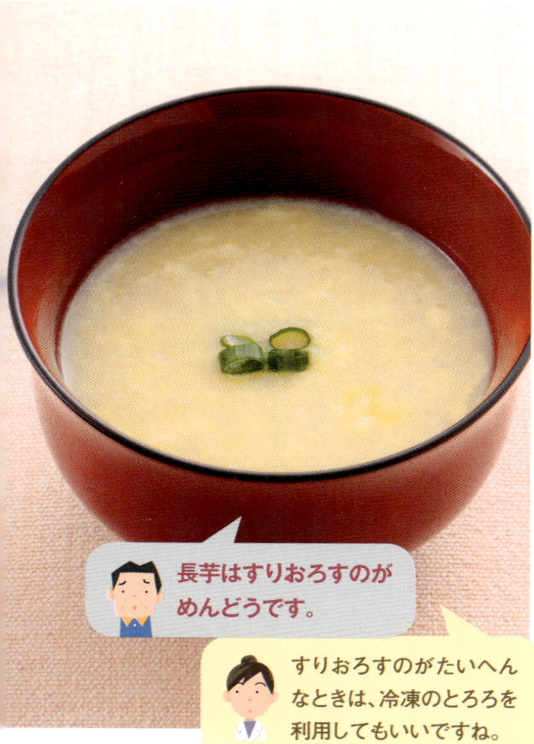

長芋はすりおろすのがめんどうです。

すりおろすのがたいへんなときは、冷凍のとろろを利用してもいいですね。

長芋とろろのみそ汁

不溶性食物繊維 0.4g

材料（1人分）

長芋……1.5㎝（15g）
とき卵……大さじ1
だし……¾カップ
みそ……小さじ1
小ねぎの小口切り……少量

1人分 50㎉／塩分0.9g

1 長芋は皮をむいてすりおろす。
2 なべにだしを入れて温め、みそをとき入れて1を加える。煮立ったところにとき卵を回し入れ、火を消す。
3 器に盛り、小ねぎを散らす。

市販のコーンスープを使ってもいいですか？

いいですよ。できれば中国風の味を選び、あつあつに温めたところにとき卵を流して手早く混ぜればおいしく仕上がります。

不溶性食物繊維 1.1g

中国風コーンスープ

材料（1人分）

クリームコーン（缶詰）……⅓缶（60g）
玉ねぎ（みじん切り）……大さじ1（12g）
a ┌水……⅗カップ
a │顆粒鶏がらだし……小さじ¼
a └塩……ミニスプーン½
とき卵……大さじ1
水どきかたくり粉……小さじ1
サラダ油……小さじ¼

1人分 96㎉／塩分1.2g

1 なべに油を熱し、玉ねぎを入れて透き通るまでいため、aとクリームコーンを加える。
2 煮立ったら塩で味を調え、水どきかたくり粉を流して全体に混ぜる。とろみがついたら、最後にとき卵を回し入れる。

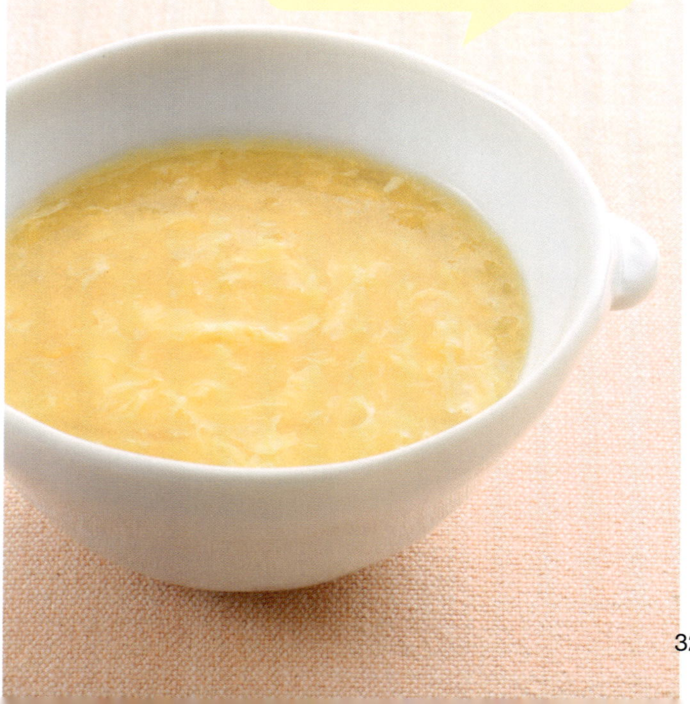

牛乳は飲むとおなかがゴロゴロするから苦手。

乳糖不耐症のかたには、豆乳に代えて作ってみてください。ほうれん草をブロッコリーやにんじん、かぼちゃに代えても合います。

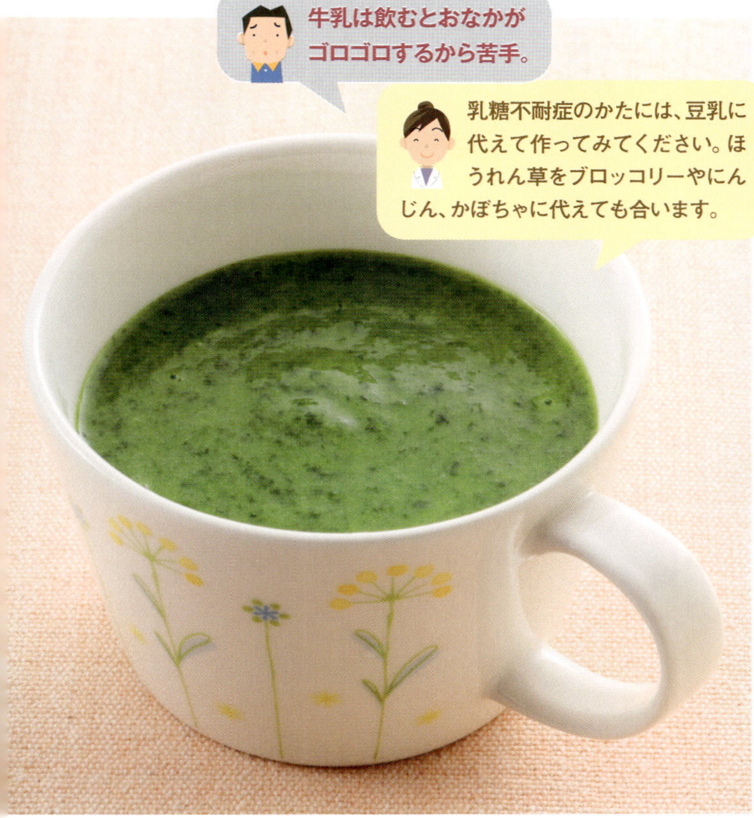

ほうれん草の豆乳ポタージュ

不溶性食物繊維 1.5g

材料（でき上がり700mℓ）

ほうれん草 …… 200g
じゃが芋（一口大）…… 1個（100g）
ねぎ（斜め薄切り）…… ½本（50g）
バター …… 大さじ1
a［水 …… 1½カップ
　 顆粒ブイヨン …… 小さじ1
豆乳（無調整）…… 2カップ
塩 …… 小さじ¼
こしょう …… 少量
砂糖 …… 小さじ⅓

1人分（¼量） 105kcal／塩分0.7g

1 ほうれん草はゆでて水にとって絞り、ざっと刻む。
2 なべにバターをとかしてねぎを入れて焦がさないようにいため、ねぎが透き通ったらじゃが芋とaを加えて煮る。
3 じゃが芋に火が通ったら1を加えてさっと煮る。
4 あら熱をとってハンドミキサーなどで撹拌してピュレ状にする。
5 豆乳を加えて温め、塩とこしょう、砂糖で味を調える。

不溶性食物繊維 0.8g

野菜のポタージュ

冷蔵庫に余った野菜が…。ポタージュに合いますか？

余った野菜でかまいません。キャベツや青菜、かぼちゃ、トマトなど、どれもポタージュに合います。組み合わせを楽しんでください。

材料（でき上がり750mℓ）

じゃが芋（一口大に切る）…… 210g
にんじん（薄切り）…… 40g
玉ねぎ（薄切り）…… 100g
バター …… 大さじ2
a［水 …… 1½カップ
　 顆粒ブイヨン …… 小さじ1
牛乳 …… 1½カップ
塩 …… 小さじ¼
こしょう …… 少量
クルトン（市販品）…… 少量

1人分（¼量） 153kcal／塩分0.8g

調理メモ

作り方3でピュレ状にしたものを冷凍すれば、いつでも楽しめます。

1 なべにバターをとかして玉ねぎを焦がさないように弱火でじっくりといため、透き通ったらじゃが芋とにんじんを加えていため合わせる。
2 aを加えてふたをして野菜がやわらかくなるまで煮る。
3 あら熱をとってハンドミキサーなどで撹拌し、ピュレ状にする。
4 牛乳を加えて温め、塩とこしょうで味を調える。器に注ぎ、クルトンを散らす。

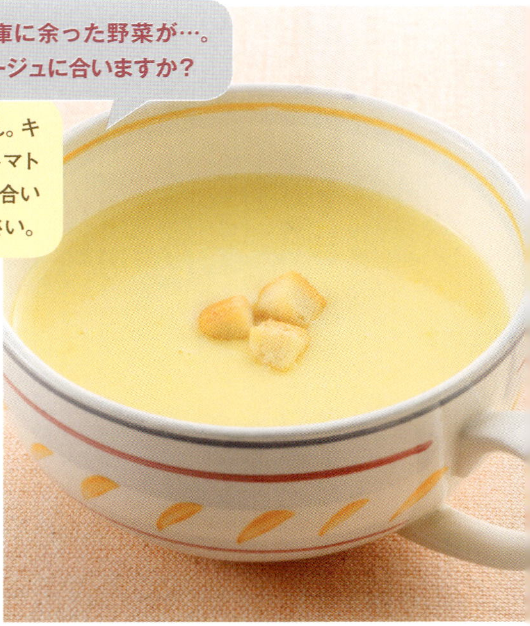

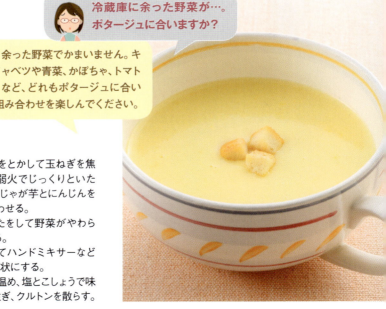

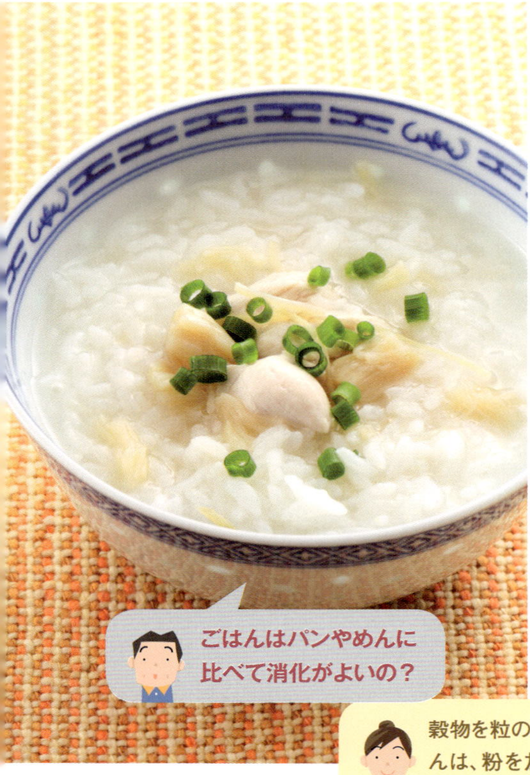

腸にやさしい主食

ごはんやめんなど炭水化物の多い穀物は、胃腸に負担をかけない食材です。ここでは、主菜も兼ねて食べられるよう、肉や魚介、卵、豆腐などたんぱく質食品を加えたメニューを紹介します。

貝柱と鶏ささ身の中華がゆ

不溶性食物繊維 0.3g

材料（1人分）

ごはん……………………100g
ホタテ貝柱（缶詰）…¼缶（12g）
鶏ささ身…………½本（25g）
しょうがのせん切り………2g
a ┌水…………………1カップ
　│顆粒鶏がらだし……小さじ½
　└塩…………ミニスプーン½
小ねぎの小口切り………少量

1人分 209kcal／塩分1.2g

1 ささ身は筋を除いて薄くそぎ切りにする。
2 なべにaを合わせてよく混ぜ、ごはんを入れて全体にほぐす。火にかけて煮立ったらささ身と貝柱、しょうがを入れて5～6分煮、塩で味を調える。
3 器に盛り、小ねぎを散らす。

ごはんはパンやめんに比べて消化がよいの？

穀物を粒のまま食べるごはんは、粉を加工したパンやめんより消化に時間がかかります。よくかんで食べましょう。

トマトリゾット

不溶性食物繊維 0.9g

材料（1人分）

ごはん……………………100g
トマト（完熟）………⅓個（50g）
ロースハム…………1枚（20g）
玉ねぎのみじん切り
　………………⅛個分（25g）
にんにくのみじん切り………1g
オリーブ油…………小さじ½
a ┌水………………½カップ
　└顆粒ブイヨン……小さじ¼
塩……………ミニスプーン½弱
こしょう……………………少量
粉チーズ……………小さじ½
パセリ（みじん切り）………少量

1人分 253kcal／塩分1.2g

1 トマトとハムは1～1.5㎝角に切る。
2 フライパンにオリーブ油とにんにくを入れて火にかけ、香りが立ったら玉ねぎをいため、透き通ったらトマトとハムを加えてさっといためる。
3 aを加えて煮立ったらごはんを加えてほぐしながら煮る。再び煮立ったら火を弱めて好みのかたさになるまで煮、塩とこしょうで味を調える。
4 器に盛り、チーズとパセリを散らす。

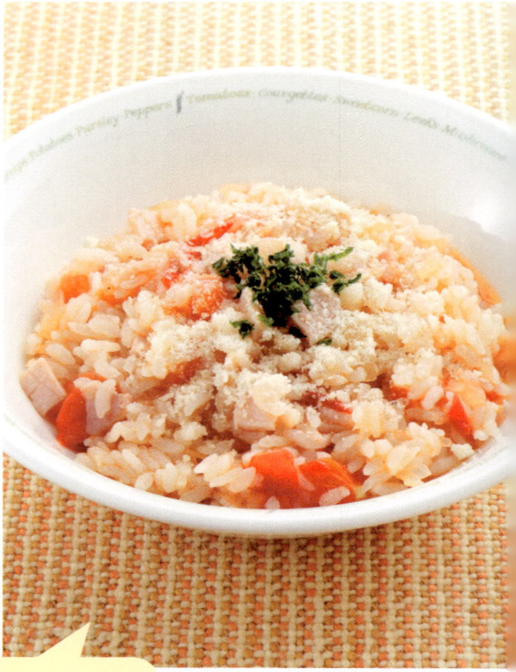

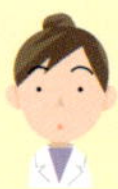

生のトマトがないときはトマト缶やトマトジュースで代用できます。

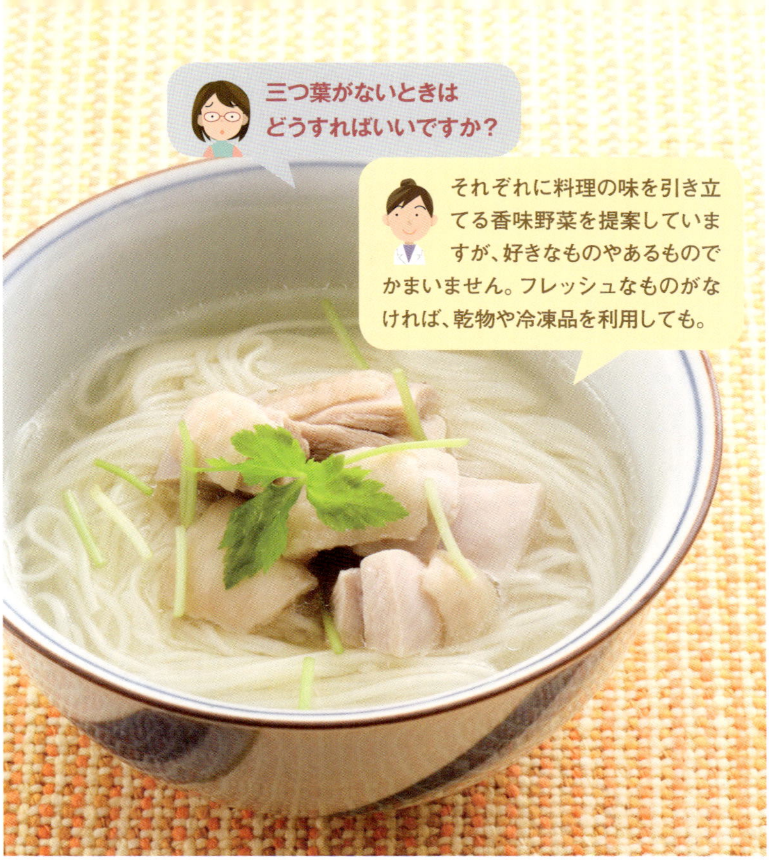

三つ葉がないときはどうすればいいですか？

それぞれに料理の味を引き立てる香味野菜を提案していますが、好きなものやあるものでかまいません。フレッシュなものがなければ、乾物や冷凍品を利用しても。

不溶性食物繊維 0.7g

鶏塩にゅうめん

材料（1人分）

そうめん（乾燥）	40g
鶏もも皮なし肉	50g
しょうがの細切り	2g
a 水	1カップ
a 顆粒鶏がらだし	小さじ½
a 酒	小さじ2
塩	小さじ⅕
三つ葉	1本

1人分 242kcal／塩分1.8g

1 そうめんはたっぷりの湯にほぐしながら入れてかためにゆで、水にとってぬめりを洗い流し、水けをきる。
2 鶏肉は一口大に切る。
3 なべにaを合わせて煮立て、鶏肉としょうがを入れてアクをすくいながら鶏肉に火が通るまで煮る。塩で味を調え、1のそうめんを入れて温める。
4 器に盛り、三つ葉をざっと刻んでのせる。

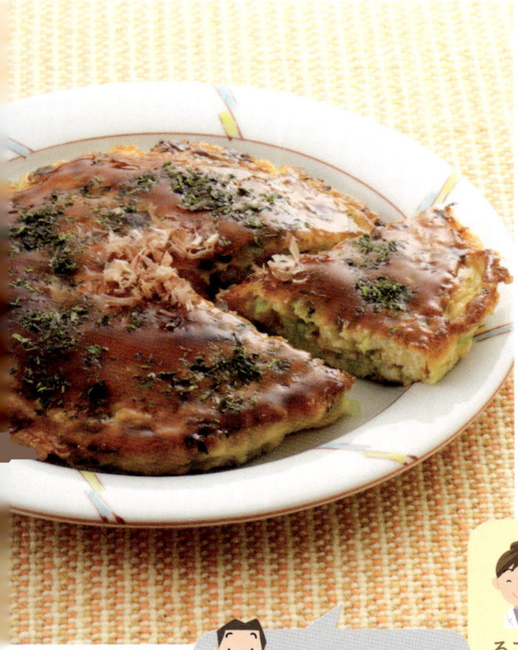

豆腐のお好み焼き

不溶性食物繊維 1.0g

材料（1枚分）

もめん豆腐	¼丁（75g）
キャベツ	50g
卵	1個
小麦粉	大さじ1
サクラエビ	小さじ1
サラダ油	小さじ1
お好み焼きソース	大さじ1
削りガツオ	少量
青のり粉	少量

1人分（1枚）249kcal／塩分1.3g

1 豆腐はキッチンペーパーに包んで軽く水けをきる。
2 キャベツは粗みじん切りにする。サクラエビも刻む。
3 ボールに卵を溶きほぐし、豆腐を手でつぶしながら加える。2と小麦粉も入れてまんべんなく混ぜ合わせる。
4 フライパンに油を熱し、3を丸く流し入れ、両面をこんがりと焼いて火を通す。
5 器に盛ってソースを塗り、削りガツオと青のり粉をふる。

豆腐メインの脂質控えめのお好み焼きを考えました。長芋などのつなぎを豆腐で代用することで、たんぱく質を補給できます。

食べていいの？!

腸にやさしい間食

食べすぎに注意したいこの時期は、間食で栄養を補給します。朝昼夕食にはない魅力を加えて、間食を楽しみましょう。消化のよい食品を主役に、甘すぎず、でも心がなごむレシピを紹介します。

不溶性食物繊維 0.9g

抹茶ミルクくずもち

材料（作りやすい量）

抹茶……大さじ1
くず粉……20g
砂糖……大さじ3
牛乳……2カップ
粒あん……96g（1人分12g）

1人分（1/8量） 88kcal／塩分0.1g

1 ボールに抹茶をふるい入れ、くず粉と砂糖を加える。
2 牛乳を少しずつ加えて粉っぽさがなくなるまで混ぜ、万能こし器でこす。
3 なべに移して中火にかけ、へらで底から絶えず混ぜながら煮る。フツフツと煮立ってとろみがついてきたら弱火にし、さらに透明感が出てなべ底がくっきり見えるようになるまで約5分、混ぜながら煮る。
4 水でぬらしたバットに流し入れ、冷蔵庫で約2時間冷やし固める。
5 食べよく切って器に盛り、粒あんを添える。

調理メモ

でき上がったくずもちは冷蔵庫で3〜4日は持ちます。粒あんは好みで。なくてもおいしくいただけます。

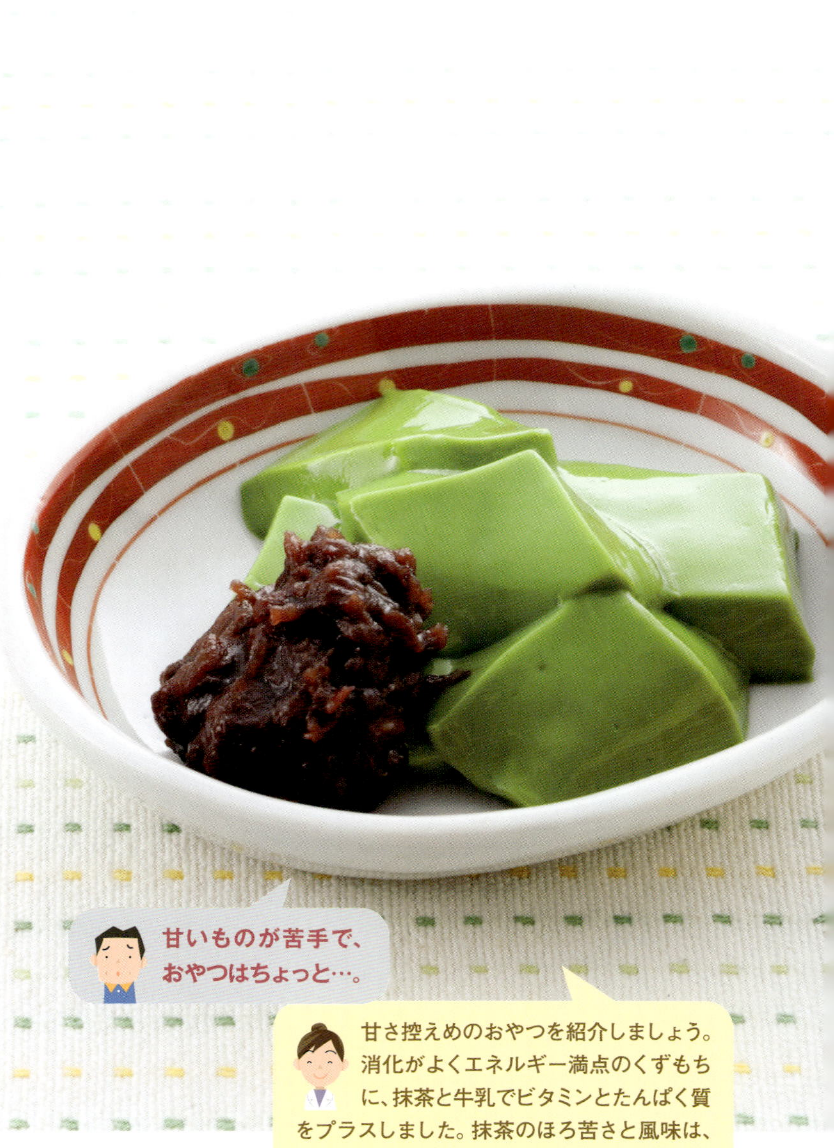

甘いものが苦手で、おやつはちょっと…。

甘さ控えめのおやつを紹介しましょう。消化がよくエネルギー満点のくずもちに、抹茶と牛乳でビタミンとたんぱく質をプラスしました。抹茶のほろ苦さと風味は、甘いものが苦手なかたにも喜ばれています。

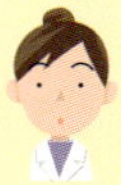

牛乳入りの白玉団子を、かたくり粉を使ったレシピにアレンジしました。つるんとしてのどごしがよく、食欲のないときにもおすすめです。

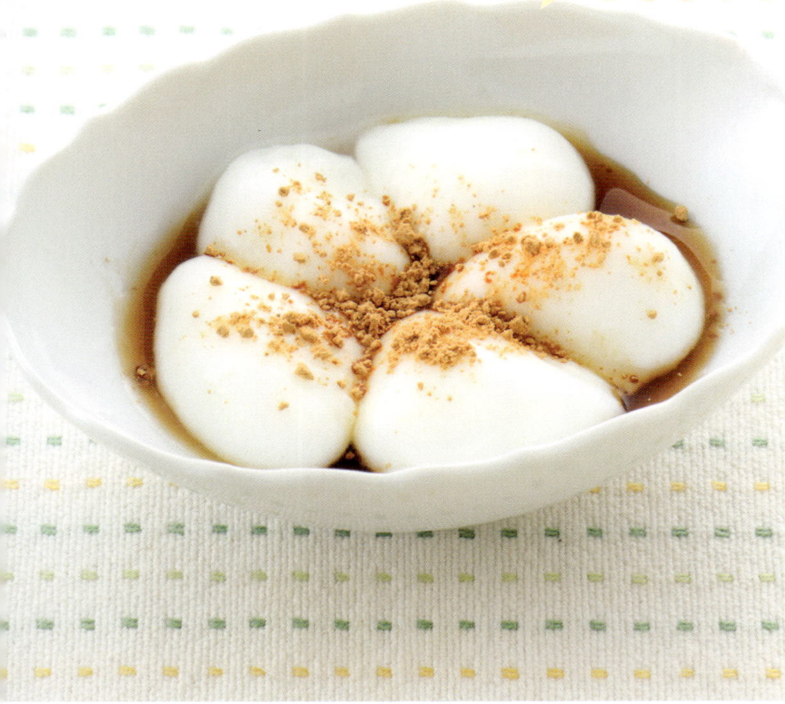

不溶性食物繊維 0g

牛乳もち

材料（作りやすい量）

牛乳……………………………½カップ
かたくり粉…………………大さじ1½
砂糖…………………………大さじ1
黒みつ（好みで）………………小さじ½
きな粉…………………………………少量

1人分（⅓量）**106㎉／塩分0.1g**

1 なべに牛乳、かたくり粉、砂糖を合わせて火にかけ、とろみがつくまで、へらで底から混ぜながら練る。
2 あら熱をとり、絞り出し袋などに入れ、水を張ったボールに一口大に丸く絞り出す。
3 水けをきって器に盛り、黒みつをかけてきな粉をふる。

調理メモ

かたくり粉の量を大さじ3に増やせば、つくねを作るように手で一口大にちぎりながら形作ることができます。ただ、粉の量が増えるほど口当たりがかたくなるので、好みで加減してください。

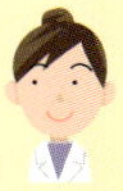

バババロアは本来、生クリームを加えますが、豆乳を使うと生クリームなしでもなめらかな口当たり。すんなりとおなかにおさまります。

不溶性食物繊維 0.1g

豆乳レモンババロア

材料（3個分）

a［粉ゼラチン……大さじ½強
　 水…………………大さじ2
調製豆乳……………1カップ
はちみつ……………大さじ1½
牛乳……………………½カップ
b［はちみつ…………小さじ1
　 レモン汁…………小さじ1
レモンの半月切り…………1枚

1個分 **112㎉／塩分0.1g**

1 aの水にゼラチンをふり入れてふやかす。
2 なべに豆乳とはちみつを入れて火にかけ、ひと煮立ちしたら火から下ろす。**1**を加えてとかし、冷たい牛乳を加える。
3 器に流し入れて、冷蔵庫で冷やしかためる。
4 食べるときにbをかけ、レモンを小さく切って添える。

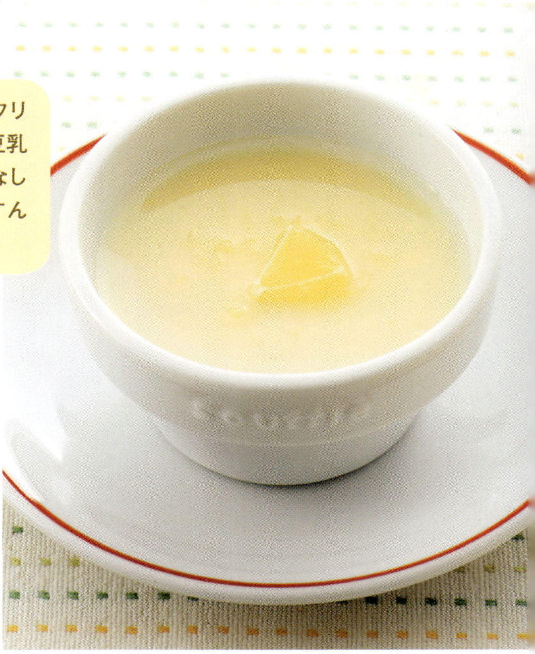

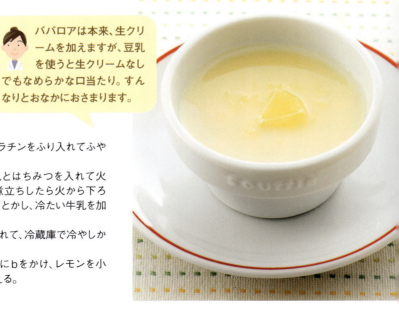

バナナとヨーグルトのホットケーキ

不溶性食物繊維 1.0g

材料（作りやすい量）

ホットケーキミックス…………100g
バナナ……………1本（正味100g）
卵………………………………½個
プレーンヨーグルト…………大さじ3
牛乳……………………………大さじ2

1人分（½量） 272kcal／塩分0.6g

1 バナナは皮をむいて半月形に切る。
2 ボールに卵をときほぐし、ヨーグルトと牛乳を加えてなめらかに混ぜ合わせる。ホットケーキミックスを加えてさらによく混ぜ、バナナを加えてざっと混ぜる。
3 フッ素樹脂加工のフライパンを熱して**2**を丸く流し入れ、ふたをして弱火で両面をきつね色に焼く。

調理メモ

残った分は冷凍用ポリ袋に入れて冷凍しておけば、自然解凍で食べられます。

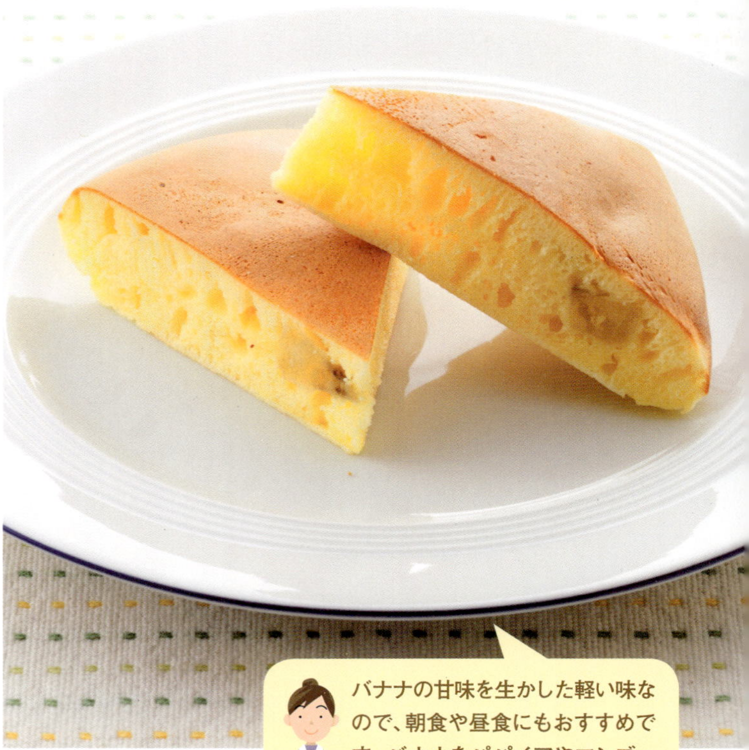

バナナの甘味を生かした軽い味なので、朝食や昼食にもおすすめです。バナナをパパイアやマンゴーなどに代えてもおいしくいただけます。

かぼちゃのやさしい甘味と食感を生かした蒸しパンです。カロテンもたっぷり補給できます。

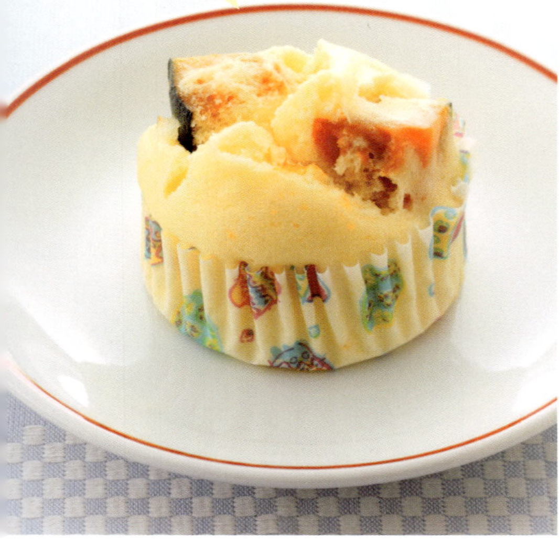

かぼちゃの蒸しパン

不溶性食物繊維 0.8g

材料（直径7cmの紙カップ2個分）

ホットケーキミックス……大さじ6
かぼちゃ……………………40g
牛乳……………………大さじ4
サラダ油………………小さじ1

1個分 145kcal／塩分0.3g

調理メモ

蒸し器がないときは、フライパンの中央に紙カップ入りの器を並べ、器の半分の高いくらいまで湯をはり、ふたをして蒸します。残った蒸しパンはラップに包んで冷凍保存でき、自然解凍で食べられます。

1 かぼちゃはラップに包んで、電子レンジで1分加熱し、1cm角に切る。
2 ボールにホットケーキミックスを入れ、牛乳とサラダ油を加えてなめらかに混ぜ合わせ、**1**を加える。
3 紙カップをそれぞれすっぽり入る器に重ね、**2**を半分ずつ流す。蒸気の立った蒸し器で13～15分蒸す。竹串を刺してなにもついてこなければでき上がり。

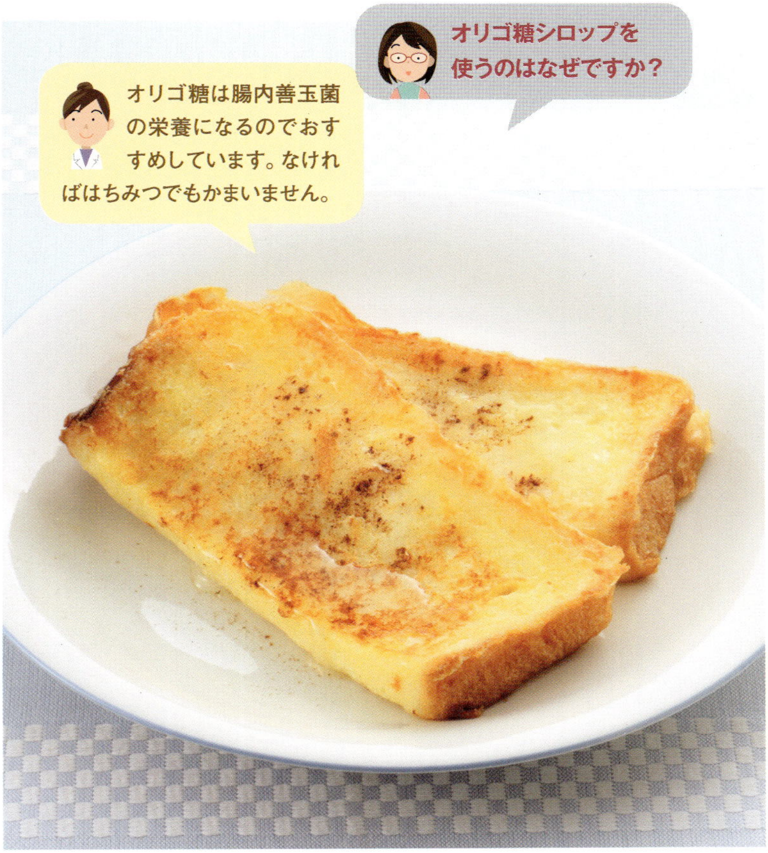
オリゴ糖シロップを使うのはなぜですか？
オリゴ糖は腸内善玉菌の栄養になるのでおすすめしています。なければはちみつでもかまいません。

不溶性食物繊維 1.1g

フレンチトースト

材料（1人分）
食パン（6枚切り）……1枚
卵……½個
a ┌牛乳……大さじ2弱
 │砂糖……小さじ2
 └バニラエッセンス……適宜
バター……小さじ2
オリゴ糖シロップ……少量
シナモン……少量

1人分 303kcal／塩分1.0g

1 ボールに卵をときほぐし、aを加えてなめらかに混ぜ合わせる。
2 バットなど底の平らな容器に食パンを半分に切って並べ、1をまんべんなくかける。ときどき裏表を返しながら、卵液がなくなるまでしみ込ませる。
3 フライパンにバターを入れて火にかけ、半分とけたところで2を入れ、両面をきつね色に焼く。
4 器に盛り、オリゴ糖シロップをかけ、シナモンをふる。

Column 糖尿病でも安心のヘルシーデザート

ヨーグルトの水けをきってかたくしたところに、スキムミルクのコクとレモンの酸味を加えると、クリームチーズの食感。糖尿病の持病のある人でも安心の低エネルギーのヘルシーデザートです。

レモンヨーグルトのきな粉かけ

不溶性食物繊維 0.1g

材料（1人分）
プレーンヨーグルト……150g
a ┌スキムミルク……大さじ½
 └レモン汁……小さじ1
はちみつ……小さじ¼
きな粉……小さじ¼

1人分 113kcal／塩分0.2g

1 万能こし器などのざるにキッチンペーパーを敷いてヨーグルトを入れ、冷蔵庫で3時間おいて水けをきる。
2 ヨーグルトをボールにあけてaを加えてよく混ぜ、器に盛り、はちみつをかけてきな粉をふる。

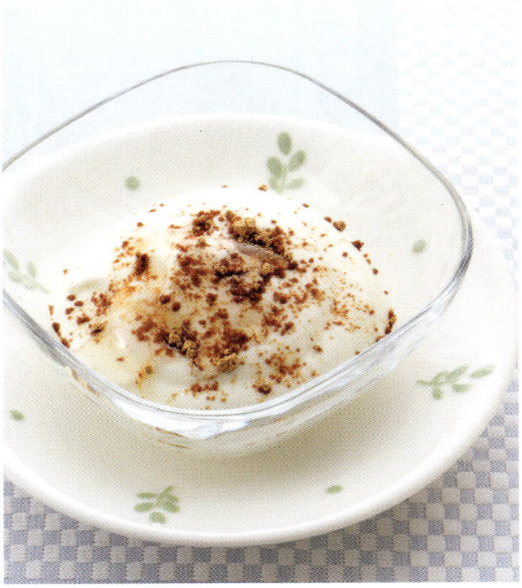

退院直後に役立つアイディア料理

手術後に食べたい 傷の治りを助ける料理

手術後は、組織の再生に必要な栄養を積極的にとり入れましょう。回復力を高めるたんぱく質とビタミンやミネラルを手軽にとれるメニューを紹介します。

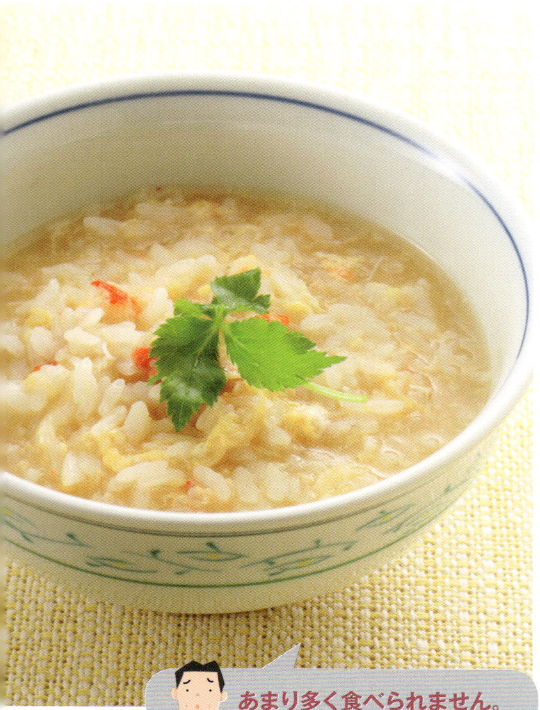

あまり多く食べられません。

おかゆやごはんなどの主食に肉や魚、卵などを混ぜ込むと手軽にたんぱく質が補充できます。この料理では傷の治りを助ける亜鉛を多く含むカニをプラスしています。

カニ雑炊　不溶性食物繊維 0.2g

材料（1人分）

ごはん……………………60g
カニ缶……………………20g
だし…………………1カップ
とき卵………………大さじ1
しょうゆ……………小さじ½
三つ葉……………………1本

1人分　151㎉／塩分1.0g

1 なべにだしとごはんを入れて火にかける。ごはんをほぐしながら好みのやわらかさになるまで煮、カニを加えてさっと混ぜ、しょうゆで調味する。
2 煮立ったらとき卵を回し入れて火を消して全体に混ぜる。器に盛って刻んだ三つ葉を添える。

ウナ玉　不溶性食物繊維 0.6g

材料（1人分）

ウナギのかば焼き………50g
ねぎ………………………30g
a
- だし……………½カップ
- しょうゆ………小さじ1
- みりん…………小さじ1
- 砂糖……………小さじ½

とき卵………………………1個
粉ざんしょう……………少量

1人分　258㎉／塩分1.8g

1 ウナギは一口大に切り、ねぎは斜め薄切りにする。
2 フライパンにaを合わせて火にかけ、煮立ったらウナギとねぎを入れて煮る。ねぎがしんなりしたらとき卵を回し入れ、ふたをして半熟状に火を通す。
3 器に盛り、粉ざんしょうをふる。

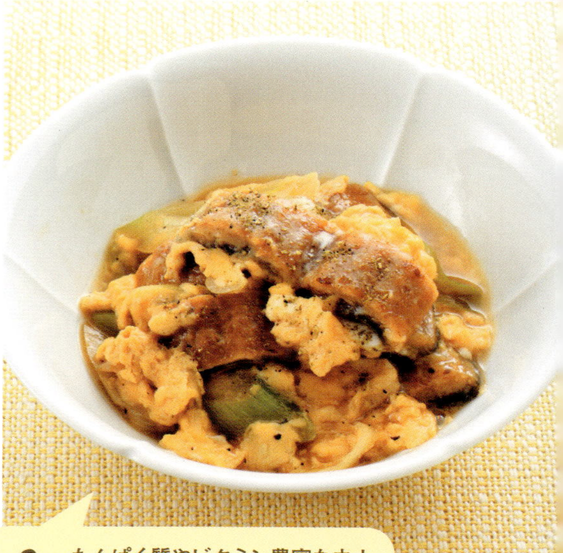

たんぱく質やビタミン豊富なウナギに、鉄分もいっしょに補給できるように卵をプラスしました。

傷の回復には、肉の中では牛肉がおすすめなの？

牛肉の赤身には傷の回復に役立つ亜鉛、鉄が多く含まれます。豚肉の赤身でもいいですね。

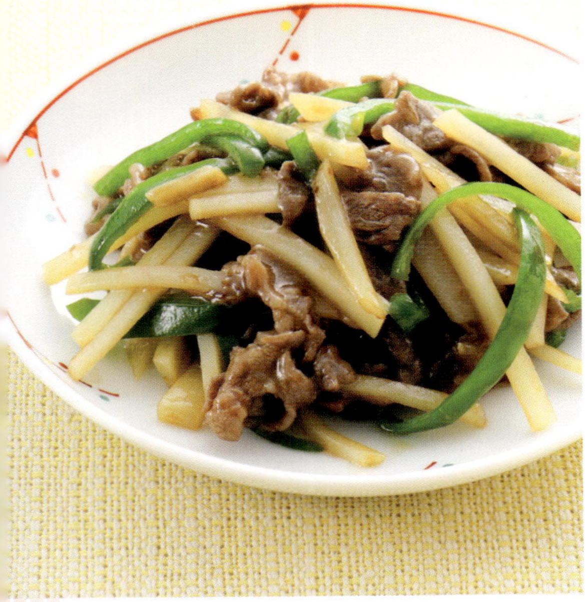

じゃが芋入り青椒肉絲

不溶性食物繊維 0.9g

材料（1人分）

牛もも肉（細切り）……60g
じゃが芋（細切り）…½個（50g）
ピーマン（細切り）…1個（30g）
a ┌しょうゆ……小さじ¼
　│酒……小さじ½
　│こしょう……少量
　└かたくり粉……小さじ½
b ┌しょうが（せん切り）…1g
　└にんにく（せん切り）…1g
サラダ油……小さじ1
c ┌オイスターソース…小さじ1
　│しょうゆ・砂糖…各小さじ½
　└酒……小さじ1

1人分 230kcal／塩分1.4g

1 牛肉にaをもみ込む。
2 じゃが芋は水にさらしてアクを抜き、水けをきる。
3 フライパンにbと油を入れて火にかけ、香りが立ったら1を入れていためる。色が変わったらじゃが芋、ピーマンの順に加えていため合わせる。じゃが芋に火が通ったらcをからめる。

食事量を少なくしているので貧血が心配です。

苦手でなければ鉄分が多く含まれるレバーがおすすめです。濃い味つけにすればくさみも気にならず、食べやすくなります。

鶏レバーのしぐれ煮

不溶性食物繊維 0g

材料（作りやすい量）

鶏レバー……250g
しょうが……小1かけ（5g）
a ┌しょうゆ……大さじ1½
　│砂糖……大さじ½
　│みりん……大さじ½
　└酒……大さじ2

1人分（⅙量） 55kcal／塩分0.7g

1 レバーは、筋や脂肪などを除いて洗い、一口大に切って水に10分ほどつけて血抜きをし、ざるにあげて水けをきる。
2 しょうがは太めの細切りにする。
3 なべに1と2、aを合わせて火にかけ、煮立ったら火を弱め、煮汁が少なくなってきたらなべごと揺すって汁をからめながら照りが出るまで煮る。

調理メモ

しぐれ煮は冷蔵庫で4〜5日持ちます。

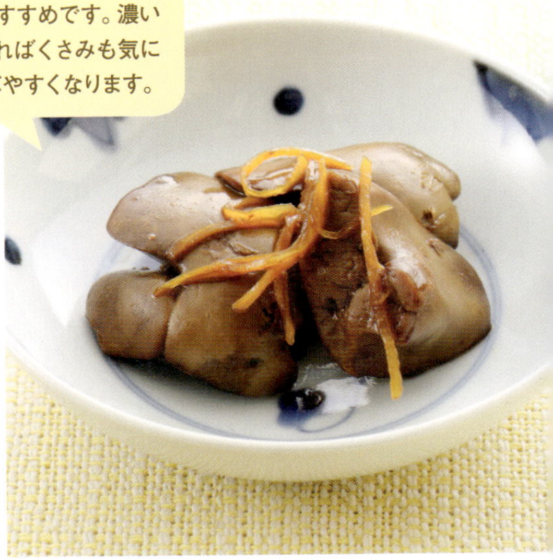

調理の手間を省く
包丁いらずの料理

調理の手間を省くには、加工食品を使うのがおすすめです。冷凍野菜や即席スープなどが便利です。手軽でおいしく、栄養満点と、いいことづくめのメニューを紹介します。

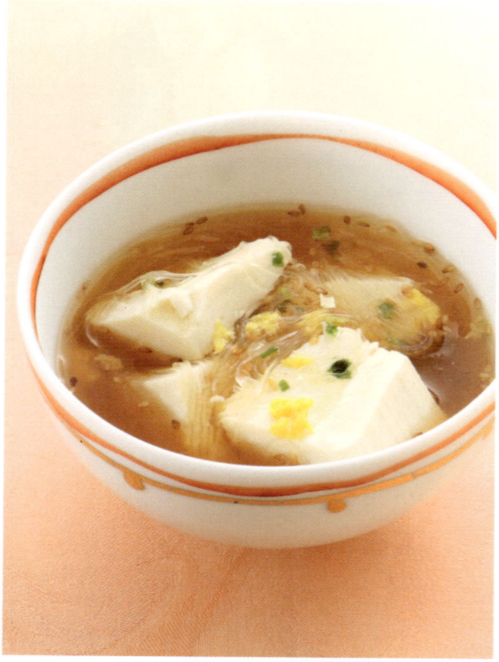

豆腐入りはるさめスープ

不溶性食物繊維 0.2g

材料（1人分）

即席はるさめスープ…………1食分
絹ごし豆腐……………………100g
湯…………………………1カップ
酢（好みで）…………………小さじ½

1人分 130kcal／塩分1.9g

なべに湯を沸かし、はるさめスープのもとを加えて混ぜ合わせる。絹ごし豆腐を手で大きく割って加え、好みで酢を加える。

即席はるさめスープ

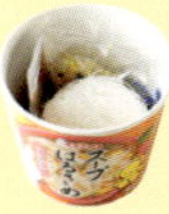

でんぷん製品のはるさめが主役で、調味料も油も控えめなので胃腸にやさしいスープです。

不溶性食物繊維 2.3g

冷凍かぼちゃのマッシュサラダ

材料（1人分）

冷凍かぼちゃ…………………70g
プロセスチーズ………小1個（14g）
マヨネーズ…………………小さじ1
牛乳…………………………小さじ1
塩・こしょう…………………各少量

1人分 136kcal／塩分0.7g

1 耐熱皿に冷凍かぼちゃを凍ったままのせ、ラップをかけて電子レンジで2～3分加熱する。

2 ボールにとって熱いうちにつぶし、チーズを小さくちぎって加える。マヨネーズと牛乳を加えてあえ、塩とこしょうで調味する。

冷凍かぼちゃ

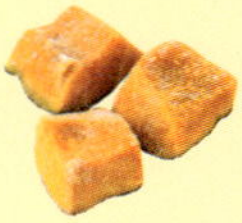

冷凍かぼちゃは1切れずつ冷凍されていて、食べる分だけ使えるので便利です。

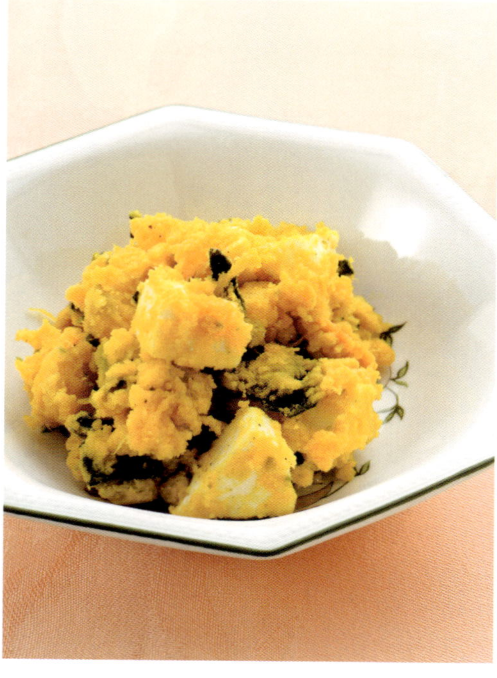

不溶性食物繊維 2.0g

落とし卵と冷凍ほうれん草のうどん

材料（1人分）

ゆでうどん……………1玉（250g）

a めんつゆ（2倍希釈）… $\frac{1}{4}$カップ

a 水……………………1カップ

卵………………………………1個

冷凍ほうれん草 ………………20g

1人分　388kcal／塩分3.5g

なべにaを沸かし、うどんを加える。煮立ったところに卵を割り入れ、脇に冷凍ほうれん草を加え、卵が半熟状になるまで煮て火を消す。

冷凍ほうれん草

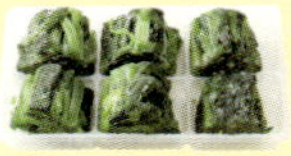

ゆでたほうれん草を1食分ずつに小分けして冷凍したもの。自然解凍すればお浸しに、加熱する場合は凍ったまま煮たりいためたりできます。

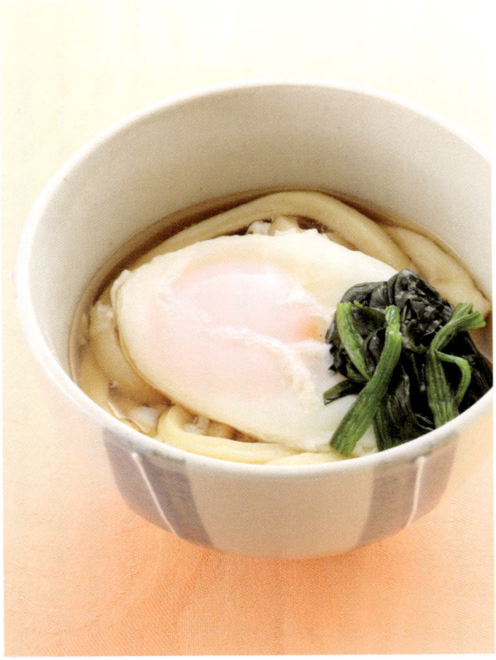

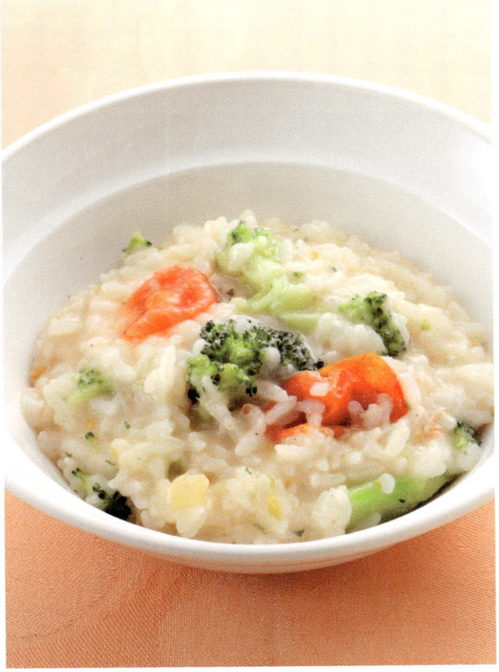

不溶性食物繊維 1.0g

冷凍ブロッコリーの簡単リゾット

材料（1人分）

ポテトポタージュのもと

（フリーズドライ）…………1人分

湯………………………… $\frac{3}{4}$カップ

ごはん……………………………100g

冷凍ブロッコリー ………1房（17g）

ミニトマト ……………………2個

塩……………………………少量

こしょう………………………少量

1人分　250kcal／塩分1.4g

1 なべに湯を沸かし、ごはんを加えてざっとほぐし、ブロッコリーを凍ったまま加える。ミニトマトはへたをとって丸ごと加え、つぶしながら煮る。

2 ブロッコリーに火が通ったらポタージュのもとを加えてまんべんなく混ぜ、塩とこしょうで味を調える。

ポテトポタージュのもと

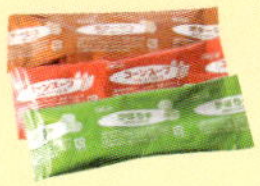

即席スープとして、あるいはパンにつけながら食べても。

冷凍ブロッコリー

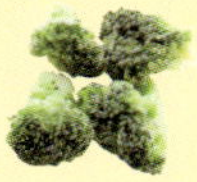

冷凍品は小房に分かれているので、使う分だけとり出して凍ったまま加熱します。

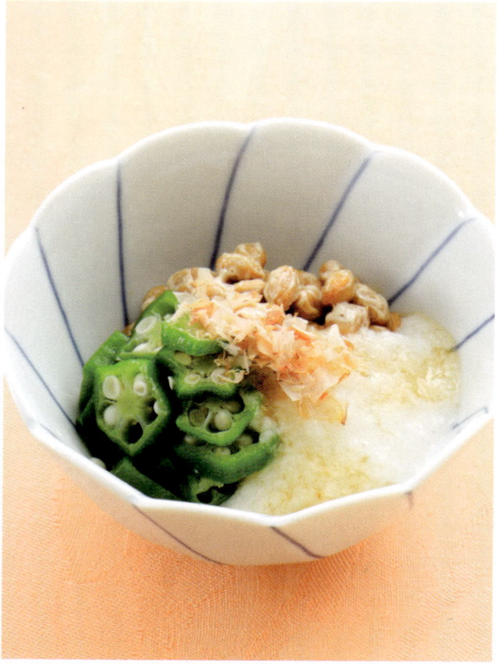

不溶性食物繊維 2.2g

冷凍とろろとオクラの納豆あえ

材料（1人分）

冷凍とろろ……………… ½袋（25g）
冷凍刻みオクラ…………………25g
納豆………………… ½パック（25g）
削りガツオ………………………少量
ポン酢しょうゆ……………大さじ1

1人分 96kcal／塩分1.5g

1 冷凍とろろは流水で解凍する。
2 冷凍刻みオクラは耐熱皿にのせて電子レンジで40秒加熱して解凍する。
3 納豆はかき混ぜて**1**と**2**とともに器に盛り、削りガツオをふり、ポン酢しょうゆをかける。

冷凍とろろと冷凍刻みオクラ

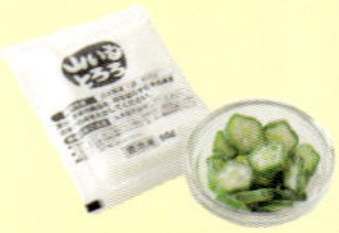

冷凍とろろは長芋をすりおろす手間を省くことができ、冷凍刻みオクラは季節に関係なく食べられます。

Column

主食をしっかりとるための おすすめ「ごはんの友」と、お手軽「おかゆ＆軟飯」

糖質はエネルギー源となるためのたいせつな栄養素です。おかゆや軟飯が苦手で食べる量が増えないという人は、「ごはんの友」で塩味を少し添えましょう。ぐんと食べやすくなり、箸が進みます。

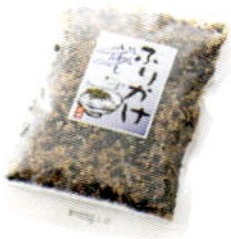

ふりかけ

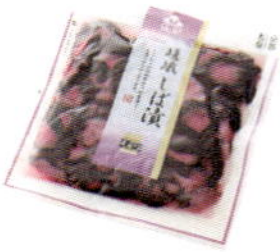

しば漬け

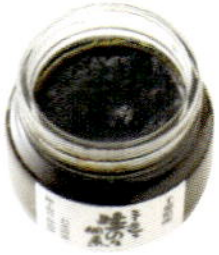

のりのつくだ煮

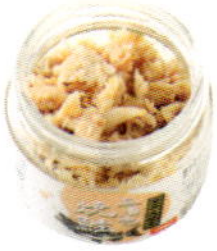

サケそぼろ

おすすめ「ごはんの友」

つくだ煮のような甘辛味のものだけでなく、甘酢漬け、たんぱく質食品など、日持ちのするものをいくつか用意して選べるようにすると、無理なく食欲を後押ししてくれます。

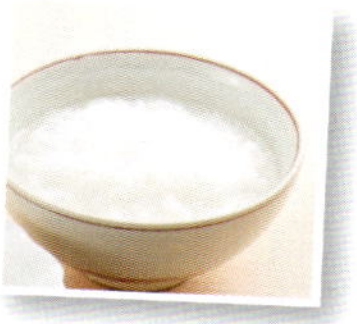

お手軽「おかゆ＆軟飯」

一般的な全がゆの作り方は、米に5～6倍量の水を加えて炊く方法ですが、もっと手軽に1人分のおかゆや軟飯を作る方法もあります。

①全がゆの作り方

普通に炊いたごはんに2倍の水を加えて煮る。

②軟飯の作り方

普通に炊いたごはんに同量の水を加えて煮る。

調理の手間を省く 作りおきソース

体が本調子ではないときに、食事を用意するのはたいへんです。そこで調理の負担を軽くする作りおきソースを紹介します。多めに作って小分けにして冷凍保存しておくと便利です。

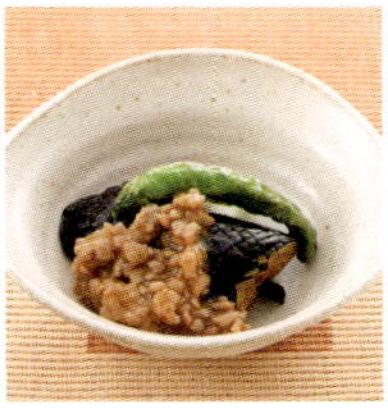

[おすすめ料理例]

「ごはんの友」にするほか、ゆで野菜や揚げ野菜、豆腐にかけたり、うどんやにゅうめんの具にも合います。

◀揚げなすの肉みそがけ

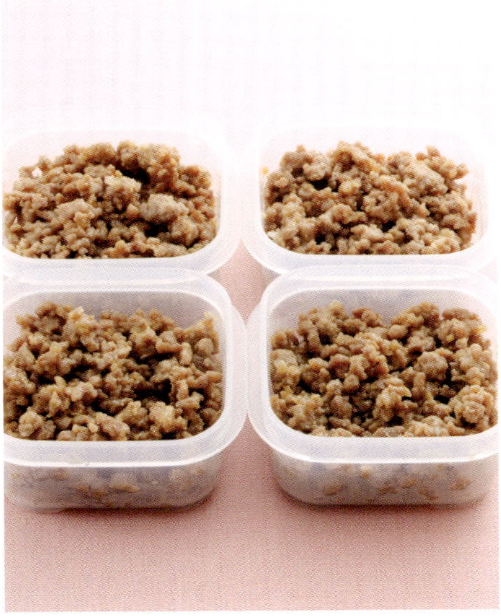

肉みそそぼろ　不溶性食物繊維 2.0g

材料（作りやすい量）

- 豚ひき肉……300g
- しょうがのみじん切り…小さじ2
- サラダ油……大さじ½
- a
  - みそ……大さじ2
  - しょうゆ……大さじ1
  - 砂糖……大さじ4
  - 酒……大さじ1
- ねぎ（みじん切り）…5cm分

全量で946kcal／塩分7.5g

1 フライパンに油としょうがを入れて弱火で香りが立つまでいためる。ひき肉を加えてほぐしながらいためる。

2 肉の色が変わってぽろぽろになったらaを加えてからめながら味がなじむまで煮る。最後にねぎを加えて汁けをとばしながら火を通す。

[おすすめ料理例]

パスタやグラタンのソースに、ゆで野菜にかけるだけでもおいしくいただけます。

ミートソーススパゲティ▶

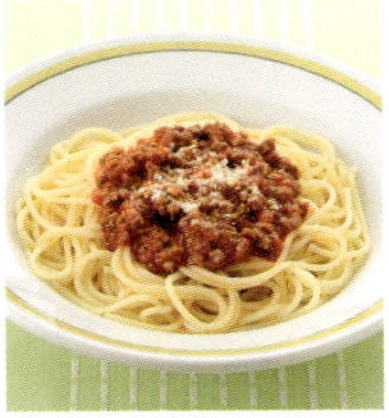

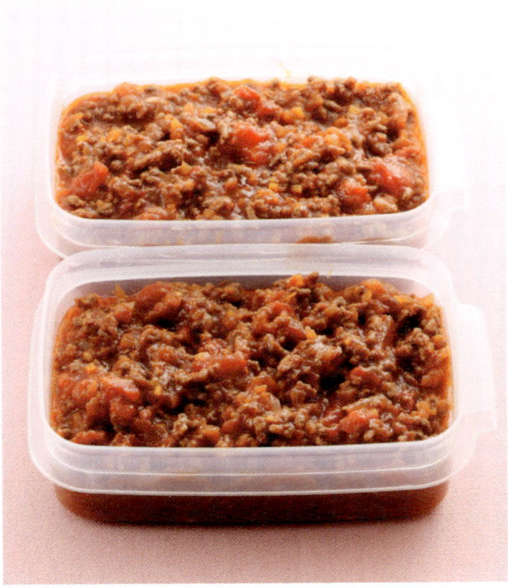

ミートソース　不溶性食物繊維 5.2g

材料（作りやすい量）

- 合いびき肉……200g
- 玉ねぎ（みじん切り）…½個（100g）
- にんじん（みじん切り）…50g
- にんにく（みじん切り）…½かけ
- トマトの水煮（缶詰め）…大1缶（400g）
- 赤ワイン……¼カップ
- オリーブ油……大さじ1
- 顆粒ブイヨン……小さじ⅙
- ローリエ……1枚
- 塩……大さじ½
- こしょう……少量

全量で（8食分くらい）706kcal／塩分7.8g

1 なべにオリーブ油とにんにくを入れ、弱火でいためる。香りが立ったら玉ねぎとにんじんを加えてしんなりするまでいためる。

2 ひき肉を加えてほぐしながらいため、色が変わってぽろぽろになったら赤ワインを加えて煮、トマトを手でつぶして缶汁ごと加え、ブイヨンとローリエを加えて煮る。

3 とろみがついたら塩とこしょうで味を調える。

具合が悪くなったとき、病院にかかるタイミングは？

症状が軽いときはセルフケアを試みましょう

大腸の手術後でも、食欲は術前と変わらないことが多いようです。そのため、入院中は食事の内容や量に注意していても、退院後は友人や会社のつき合いなどもあり、気をつけていてもついつい食べすぎてしまうこともあると思います。

その結果、おなかがはったり、軽い痛みを感じた場合は、まずセルフケアを試みましょう。食事の量を控える、もしくは食べないようにしてしばらく腸を休めます。1日様子を見て、はりや痛みなどの症状が落ち着いてくるようなら少しずつ食事を始めます。そして、食べすぎや早食い、食物繊維のとりすぎなど原因となることはなかったか、生活習慣を見直しましょう。

嘔吐や強い吐き気、激しい腹痛があるときは病院へ

嘔吐や強い吐き気、激しい腹痛といった症状は腸閉塞のサインです。できるだけ早く病院に連絡し、受診しましょう。

病院では絶食とし、点滴で栄養を補充します。症状が軽い場合はそのまま様子を見ます。しかし、吐き気や腹痛が続くようであれば鼻から胃や腸に管を入れて、腸にたまったガスや内容物を抜きます。さらにそれでも症状が治まらなかったり、腸閉塞を何度も繰り返す場合などは、手術も検討されます。

図　腸閉塞の症状

腸閉塞（イレウス）とは、腸の癒着（くっつくこと）や傷の回復の遅れによって、腸の働きが鈍くなったり、腸の内側が詰まって通過障害を起こしている状態です。下記のような腸管内の狭窄や、単純性イレウスの場合は、食事をとらずに様子を見ます。

腸管と腹壁の癒着による腸閉塞

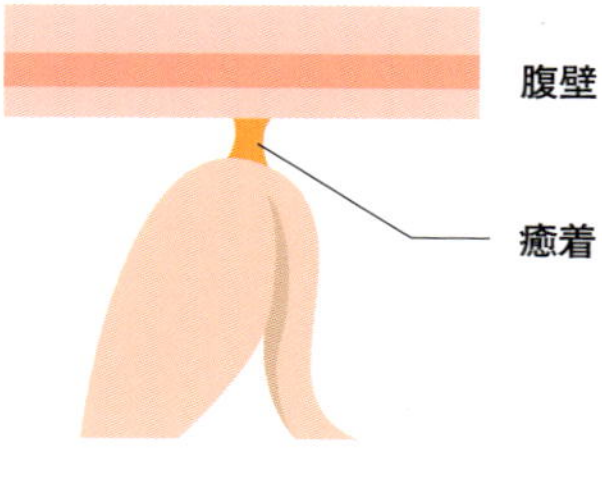

腸管どうしの癒着による腸閉塞

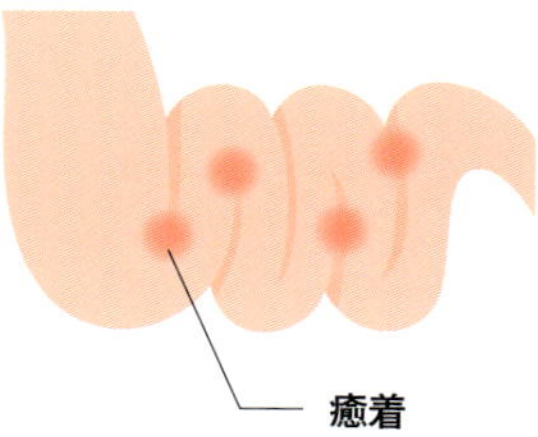

日常生活に戻ってからの食事

順調に回復しておなかのはりもなくなり、医師や栄養士から、なにを食べてもよいと言われた時期の食事です。腸の回復を応援するメニューに加え、忙しくなってもバランスよく食べるためのアイディア、コンビニや外食店、居酒屋でのメニュー選びも紹介します。

レシピ考案・指導◎高木久美　（がん研有明病院　栄養管理部）

日常生活に戻ってからの食事アドバイス

手術から1か月くらい経過すると徐々におなかの働きが戻ってきます。職場復帰や自立した生活へ向けて少しずつ食事量を増やしていきましょう。控えめにしていた不溶性食物繊維もとり入れていきます。おなかのはりがあるときは無理せず小分けの食事を続け、体調に合わせて調整していきましょう。

● 手術後1か月すぎてからの食事量　1日3食＝1500～2000kcal

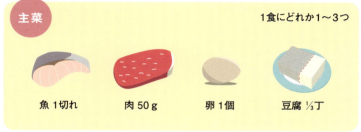

主菜　1食にどれか1～3つ

魚 1切れ

肉 50 g

卵 1個

豆腐 ⅓丁

主食　1食にどれか1つ

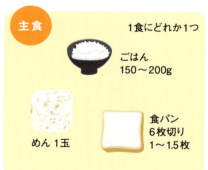

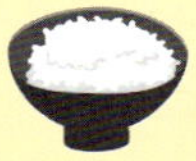
ごはん 150～200g

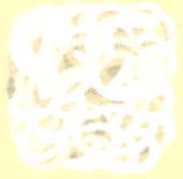
めん 1玉

食パン 6枚切り 1～1.5枚

副菜　1食に手の平に軽く1杯分

野菜 1食50～100 g

間食　プラスする捕食の例

★ バナナ 1本	80 ㎉
★ りんご ½個	80 ㎉
桃缶 1切れ	40 ㎉
★ 牛乳 1杯	120 ㎉
★ ヨーグルト 1個	80 ㎉
★ チーズ 1切れ	80 ㎉
★ ゆで卵 1個	80 ㎉
★ おにぎり 1個	200 ㎉
★ サンドイッチ 1切れ	160 ㎉
★ ロールパン 1個	90 ㎉
★ 栄養補助食品 1個	200 ㎉
★ せんべい 1枚	80 ㎉
プリン 1個	200 ㎉
カステラ 1切れ	160 ㎉
あんパン 1個	200 ㎉

※間食は糖尿病がある場合は、★印のついたものから選びましょう。

少しずつ量を増やしましょう

手術から1か月くらいすぎたら食事量を少しずつ増やしていきます。急に食事量を増やすと腸閉塞を引き起こす危険があるので注意しましょう。手術によって減った体重は食べられるようになると戻ってきますが、体重が減ったままの場合は1食の量を増やすのではなく、食事の回数を増やしたり、栄養機能性食品（112㌻参照）を利用してみてください。

1日の食事のとり方と目安量

1日分の食事朝昼夕3食で合計1500～2000となるように食事量を増やしていきます。女性は1500～1800㎉くらい、男性は1800～2000㎉くらいを目安にします。まずは間食を利用しながら食事量を増やし、量が増えてきたら間食をやめていきます。

社会復帰前後の献立

おなかの動きが戻ってきたら、食事は元の生活の内容に戻していきます。量を増やし、食物繊維の多い食品もとり入れていきます。ゆっくりよくかんで食べることは続けましょう。

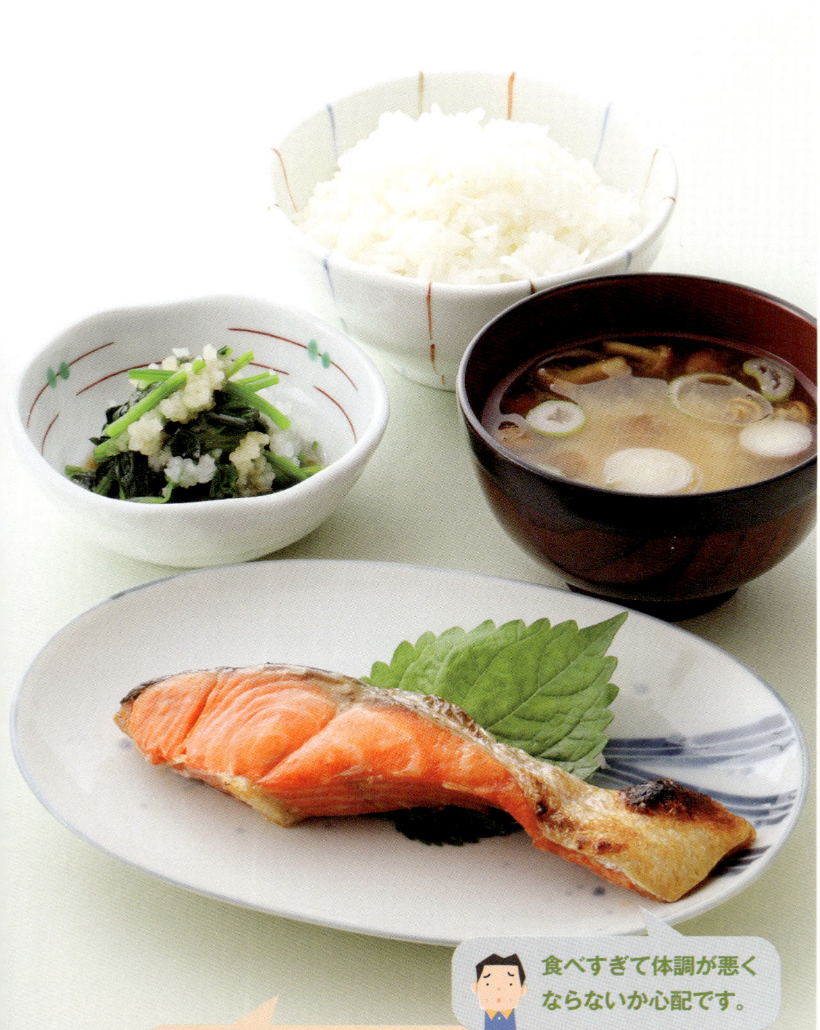

食べすぎて体調が悪くならないか心配です。

傷を治すたんぱく質が含まれる肉や魚のおかずを優先して食べましょう。次に体のエネルギーになる炭水化物が含まれるごはんやめん、パン。野菜のおかずはかさがあり、食物繊維も多いため、後まわしにしておなかのすきぐあいに合わせて食べましょう。

朝食 *Breakfast menu*

不溶性食物繊維 2.3g

塩ザケ
ほうれん草のおろしあえ
豆腐となめこのみそ汁
ごはん（150g）

1人分 468kcal／塩分3.5g

塩ザケ

材料（1人分）

塩ザケ（甘塩）……… 小1切れ（80g）
青じそ……… 1枚

サケは魚焼きグリルで焼き、青じそを敷いて器に盛る。

ほうれん草のおろしあえ

材料（1人分）

ほうれん草……… 30g
おろし大根……… 20g
ポン酢しょうゆ……… 大さじ½

1 ほうれん草は熱湯でゆでて水にとって絞り、3㎝長さに切る。
2 おろし大根であえて器に盛り、ポン酢しょうゆをかける。

豆腐となめこのみそ汁

材料（1人分）

絹ごし豆腐……… 30g
なめこ……… 15g
ねぎ（小口切り）……… 5g
だし……… ¾カップ
みそ……… 大さじ½

1 豆腐は1㎝角に切り、なめこはさっとぬめりを洗い流す。
2 だしを煮立ててなめこを加え、みそをとき入れる。豆腐とねぎを加えて再び煮立つ直前に火を消す。

●**ごはん**（1人分）……… 150g

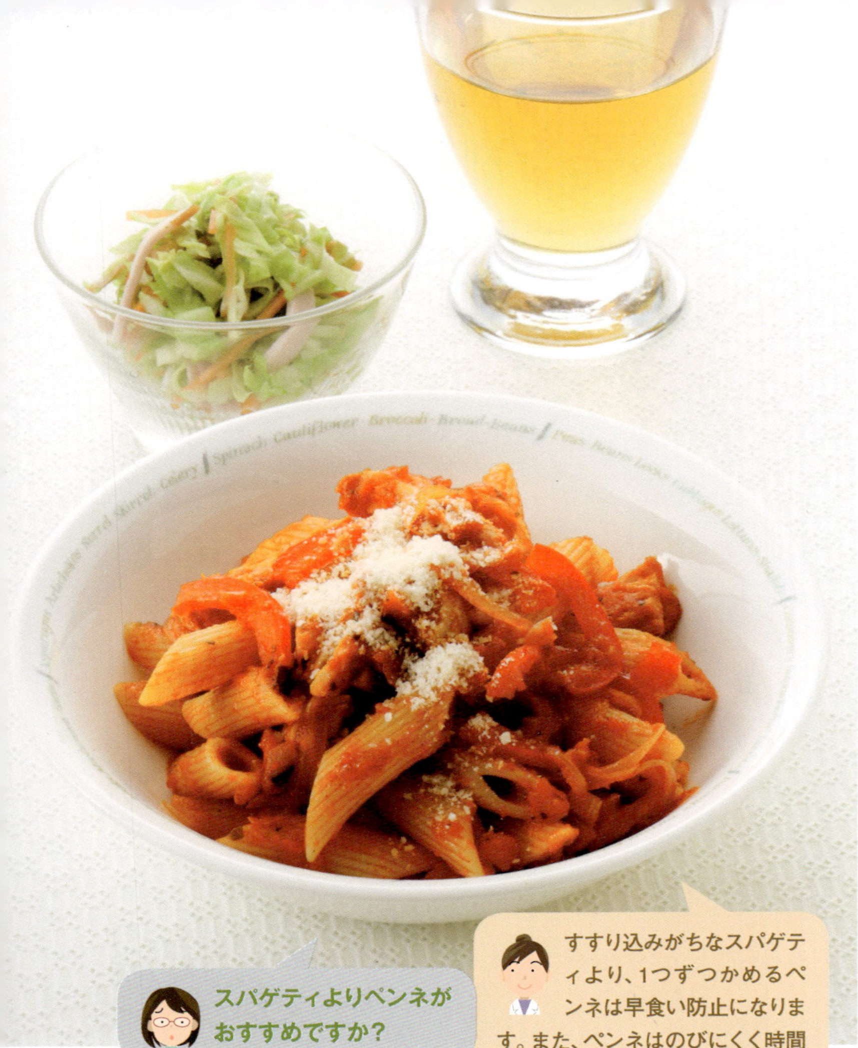

スパゲティよりペンネがおすすめですか?

すすり込みがちなスパゲティより、1つずつかめるペンネは早食い防止になります。また、ペンネはのびにくく時間が経ってもおいしく食べられます。

昼食 Lunch menu 不溶性食物繊維 2.7g

ペンネのツナ入りトマトソース
ハムとキャベツのコールスローサラダ

1人分 449kcal/塩分3.3g

ペンネのツナ入りトマトソース

材料(1人分)

ペンネ(乾燥)……50g
トマトソース缶……100g
ツナ油漬け缶(汁けをきる)……40g
玉ねぎ(薄切り)……25g
パプリカ(赤、半月切り)……15g
オリーブ油……小さじ1
塩……少量
粉チーズ……小さじ1

1 ペンネは熱湯に塩少量(分量外)を加えて好みのかたさにゆでる。
2 フライパンにオリーブ油を熱して玉ねぎをしんなりするまでいためる。トマトソースを入れて煮立て、ツナとパプリカを加える。
3 ふたたび煮立ったらペンネを加えてからめ、塩で調味する。
4 器に盛って粉チーズをふる。

ハムとキャベツのコールスローサラダ

材料(1人分)

ロースハム(短冊切り)……½枚(10g)
キャベツ……30g
にんじん……5g
塩……ミニスプーン⅔
a 酢・サラダ油……各小さじ½
a 砂糖……少量
a こしょう……少量

1 キャベツとにんじんはせん切りにし、塩をふってしんなりしたら水けを絞る。
2 ボールにaを合わせてよく混ぜ、ハムと1をあえて器に盛る。

間食 Eating between meals 不溶性食物繊維 0g

カスタードプリン

1個分 342kcal/塩分0.4g

カスタードプリン

材料(2個分)

卵……1個
砂糖……30g
a 牛乳……¾カップ
a バニラエッセンス……少量
カラメルソース
グラニュー糖……10g
水……小さじ⅓+大さじ⅔

1 ボールに卵を割りほぐし、砂糖を加えてすり混ぜる。aを加えてのばし、万能こし器を通して耐熱容器に注ぐ。
2 蒸気の立った蒸し器に入れ、ふきんをかませてふたをする。強火で1〜2分蒸し、表面がかたまったらふたをずらして弱火で8〜10分蒸す。
3 ソースを作る。小さめのフライパンにグラニュー糖と水小さじ⅓を入れて火にかける。ゆすりながら濃いきつね色になったら水大さじ⅔を加える。さましてから2のプリンにかける。

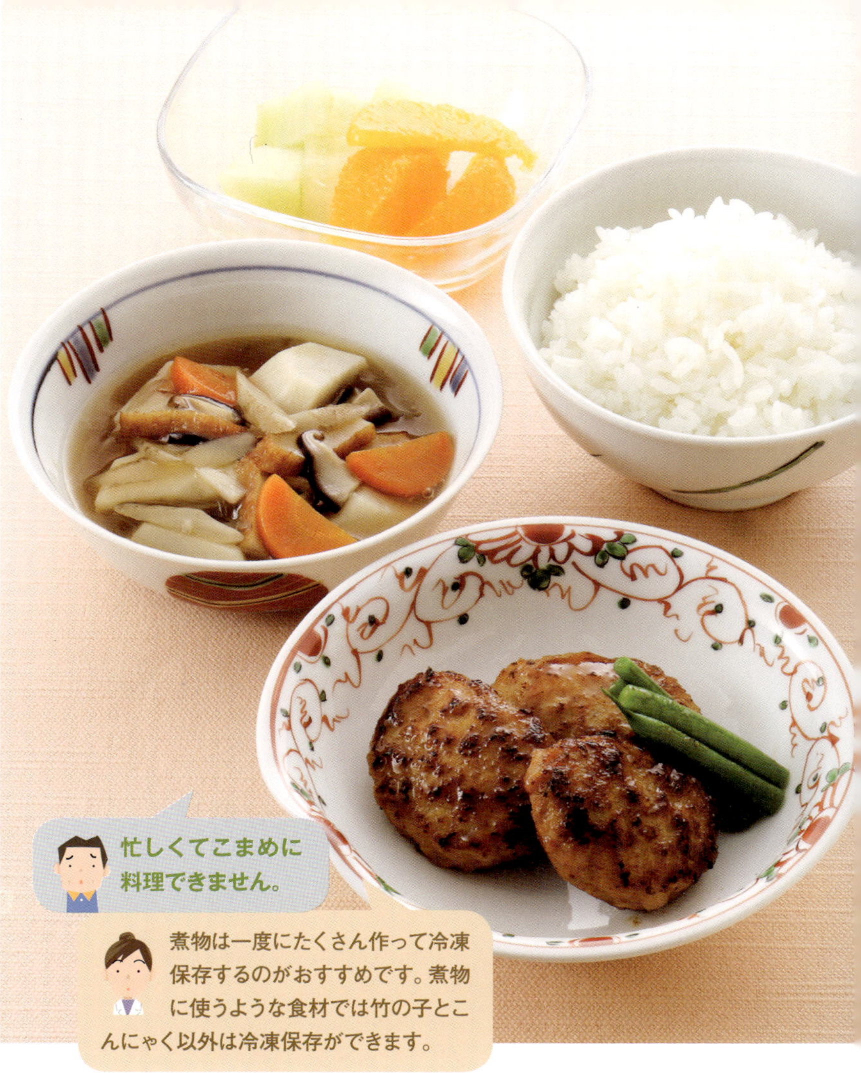
忙しくてこまめに料理できません。
煮物は一度にたくさん作って冷凍保存するのがおすすめです。煮物に使うような食材では竹の子とこんにゃく以外は冷凍保存ができます。

夕食 *Dinner menu*

不溶性食物繊維 2.6g

鶏つくねの照り煮
さつま揚げと根菜の煮物
ごはん（150g）
果物の盛り合わせ

1人分 569kcal／塩分2.5g

鶏つくねの照り煮

材料（1人分）

鶏ひき肉……80g
塩……ミニスプーン¼
a 玉ねぎ（みじん切り）……15g
a おろししょうが……1g
a パン粉……大さじ1
a 牛乳……大さじ½
a 卵……¼個
さやいんげん（ゆでる）……1本（5g）
サラダ油……小さじ⅓
b みりん・砂糖……各小さじ½
b しょうゆ・酒……各小さじ1
b だし……大さじ1⅓

1 ボールにひき肉と塩を合わせてよく練り混ぜ、aを加えてさらによく混ぜ、3つに分けてそれぞれ小判形にまとめる。
2 さやいんげんは、3cm長さに切る。
3 フライパンに油を熱して**1**を並べ、両面に焼き色をつける。bを加えてふたをして火が通るまで煮、煮汁に照りが出たら火を消して**2**を加える。

さつま揚げと根菜の煮物

材料（1人分）

さつま揚げ（薄切り）……20g
里芋……60g
にんじん（半月切り）……10g
ごぼう……10g
生しいたけ（薄切り）……½枚
だし……½カップ
a しょうゆ……小さじ⅔
a みりん……小さじ½
a 砂糖……ミニスプーン⅔
水溶きかたくり粉……大さじ½

1 里芋は7～8mm厚さのいちょう切りにし水でぬめりを洗い流す。ごぼうはささがきにする。
2 なべにだしを入れて**1**とさつま揚げ、にんじん、しいたけを加えて火にかけ、ふたをして煮る。野菜に火が通ったらaで調味し、水どきかたくり粉を流してとろみがつくまで煮る。

●**ごはん**（1人分）……150g

果物の盛り合わせ

材料（1人分）

メロン・オレンジ……各30g

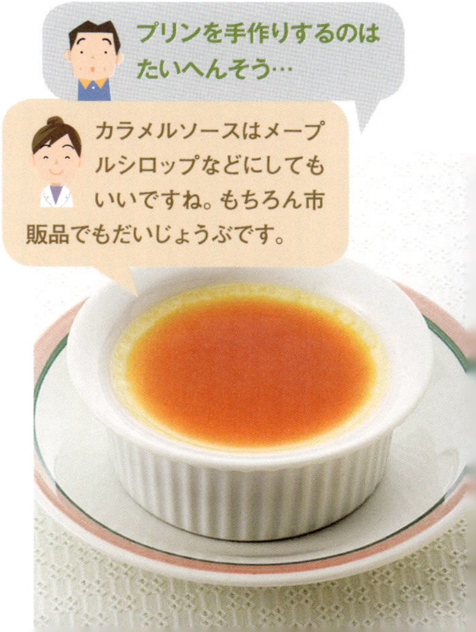
プリンを手作りするのはたいへんそう…
カラメルソースはメープルシロップなどにしてもいいですね。もちろん市販品でもだいじょうぶです。

腸の回復を応援する主菜

食べすぎなければ、基本的になにを食べてもだいじょうぶです。ただし、下痢がひどいときは揚げ物など油の多い料理や、とうがらしなどの刺激物を使った料理は控えましょう。

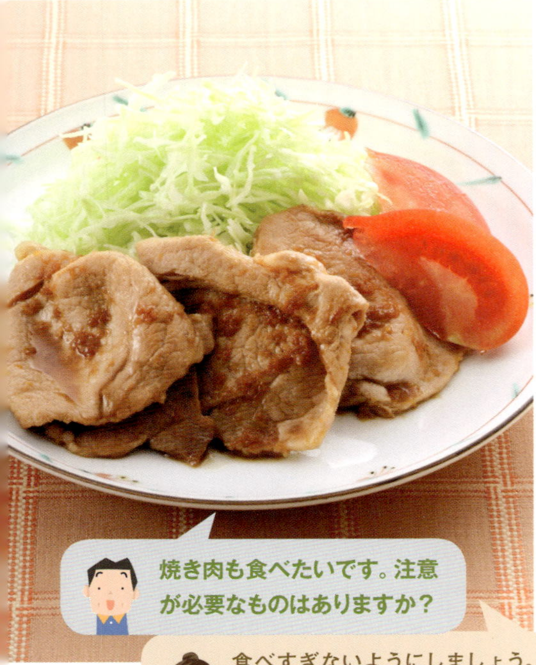

焼き肉も食べたいです。注意が必要なものはありますか？

食べすぎないようにしましょう。ホルモンや牛タンなどかみにくい肉は注意が必要です。下痢のときは脂っぽい肉やキムチを避けましょう。

豚肉のしょうが焼き

不溶性食物繊維 1.4g

材料（1人分）

豚ロース薄切り肉……100g

a
- しょうゆ……小さじ½
- 酒……小さじ1

サラダ油……小さじ1

b
- おろししょうが……小さじ½
- しょうゆ……小さじ1
- みりん……小さじ½
- 砂糖……小さじ¼
- 酒……小さじ1

キャベツ（せん切り）……1枚（80g）
トマト（くし形切り）……⅛個分

1人分 342kcal／塩分1.4g

1 豚肉はaをからめて10分ほどおく。
2 フライパンに油を熱し、**1**を入れて両面をきつね色に焼く。bをボールに合わせてから加えて強火でからめる。
3 器にせん切りキャベツとしょうが焼きを盛り、トマトを添える。

ロースとヒレはどっちがいいの？

どちらを食べてもいいのですが、ロース肉は脂質が多くたんぱく質が少なめなので、このレシピでは傷の治りのことを考えてたんぱく質の多いヒレ肉を使用しています。

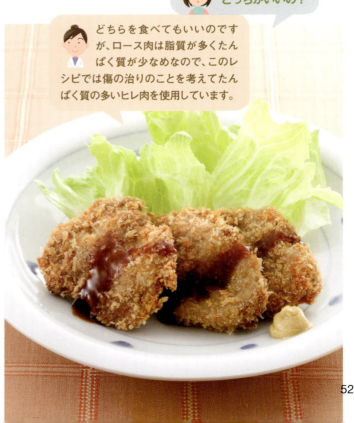

ヒレカツ

不溶性食物繊維 0.6g

材料（1人分）

豚ヒレ肉（カツ用）……3切れ（80g）
塩……小さじ½
こしょう……少量
小麦粉……小さじ1
とき卵……10g
パン粉（細かいもの）……大さじ2
揚げ油……適量
レタス……1枚（30g）
中濃ソース……小さじ1～2
練りがらし……小さじ½

1人分 285kcal／塩分1.3g

1 ヒレ肉は両面に塩とこしょうをふり、小麦粉、とき卵、パン粉の順にまぶし、中温に熱した揚げ油でからりと揚げる。
2 一口大にちぎったレタスを添えて器に盛り、中濃ソースをかけ、練りがらしを添える。

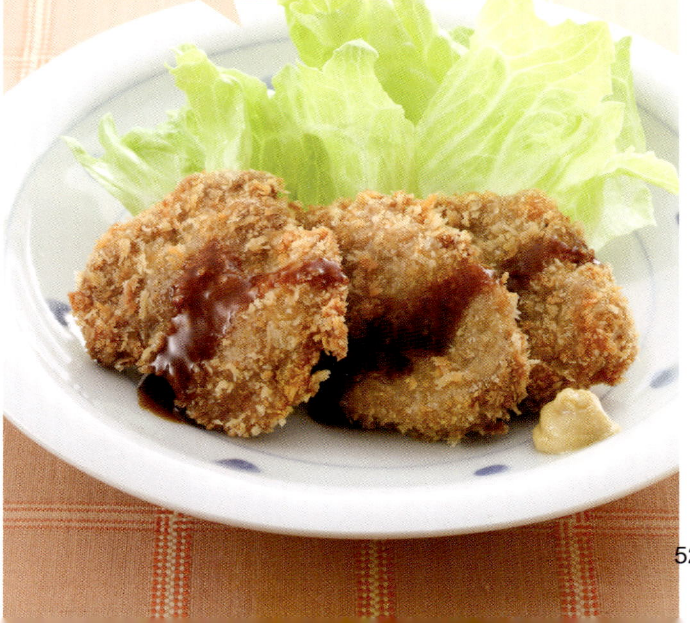

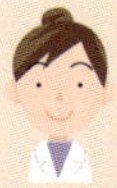

ハンバーグは何個かまとめて作って焼いてから冷凍しておくと、忙しいときに重宝します。おろし大根ソースや照り焼きソース、トマトソースなど、かけるソースを変えるだけでレパートリーが広がります。

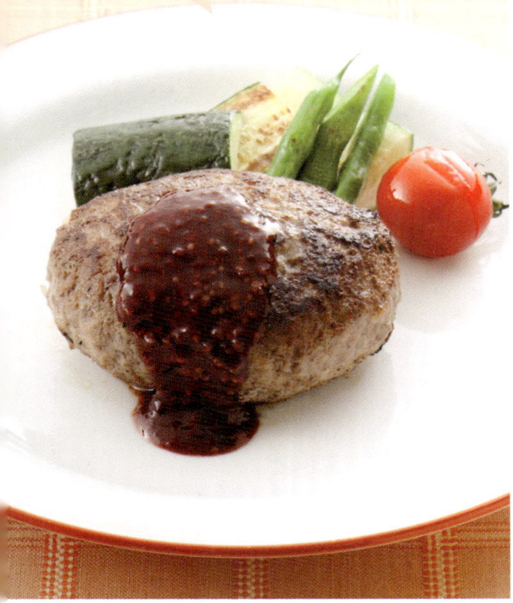

ハンバーグ

不溶性食物繊維 1.1g

材料（1人分）

牛豚ひき肉……………………80g
塩…………………ミニスプーン½
こしょう……………………少量
玉ねぎ（みじん切り）………30g
a［とき卵…………………⅕個分
　 パン粉・牛乳……各大さじ1
サラダ油…………………小さじ1
［ズッキーニ………4㎝（40g）
　さやいんげん（ゆでる）…1本
　ミニトマト…………………1個
ソース
［赤ワイン（または酒）……大さじ1
　c［トマトケチャップ…大さじ½
　　 ウスターソース…大さじ½
　　 粒マスタード……小さじ½

1人分 302㎉／塩分1.8g

1 耐熱皿に玉ねぎを入れてラップをせずに電子レンジで30秒加熱し、あら熱がとれたらaを合わせる。
2 ボールにひき肉と塩、こしょうを合わせて練り、**1**を加えてさらに練り、小判形にまとめる。
3 ズッキーニは縦3つに、さやいんげんは3㎝長さに切る。
4 フライパンに油を熱し、**2**を入れて両面に焼き色をつけ、ふたをして弱火で7〜8分蒸し焼き、中まで火を通す。**3**を加えてさっといためて器に盛り合わせ、ミニトマトを添える。
5 **4**のフライパンをさっとふいてワインを煮立て、cを加えて煮詰め、ハンバーグにかける。

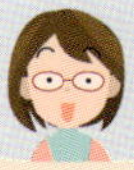

すき焼きも食べていいんですね。

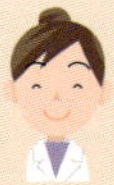

一般的な牛肉メインのすき焼きは脂質が多く、たんぱく質が少なめです。このレシピのように豆腐を主役にすれば、たんぱく質が多めのすき焼きになり、安心して食べられます。

牛すき煮

不溶性食物繊維 1.5g

材料（1人分）

牛ロース薄切り肉………………50g
もめん豆腐……………………100g
ねぎ………………………………30g
サラダ油…………………小さじ½
a［だし………………………¼カップ
　 砂糖…………………大さじ½
　 しょうゆ・酒………各大さじ½
まいたけ…………………………10g
春菊の葉先………………………15g

1人分 288㎉／塩分1.5g

1 牛肉は一口大に切る。豆腐は大きめの一口大に切る。ねぎは斜めに切る。
2 フライパンに油を熱して牛肉をいため、色が変わったらねぎを加えてさっといためる。aを加えて煮立ったら豆腐を入れ、まいたけを小房に分けて加え、3分ほど煮る。最後に春菊を加えてひと煮する。

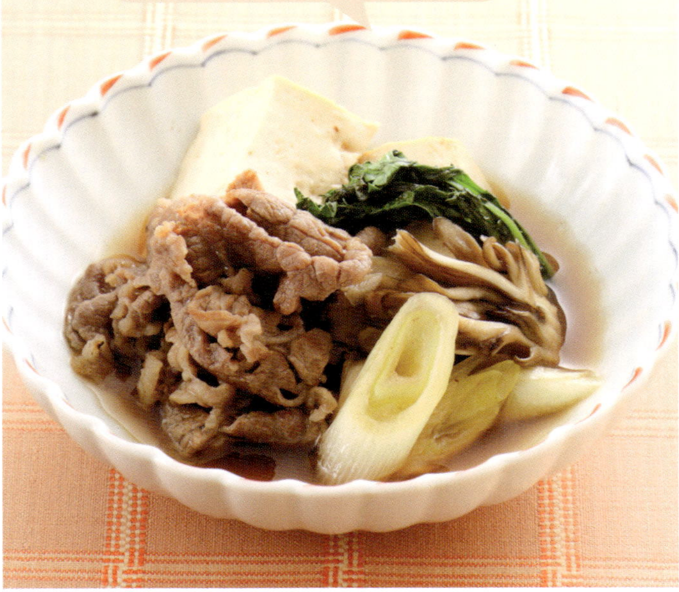

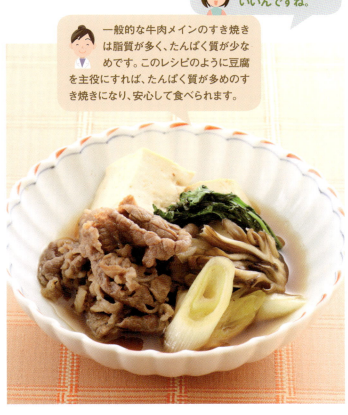

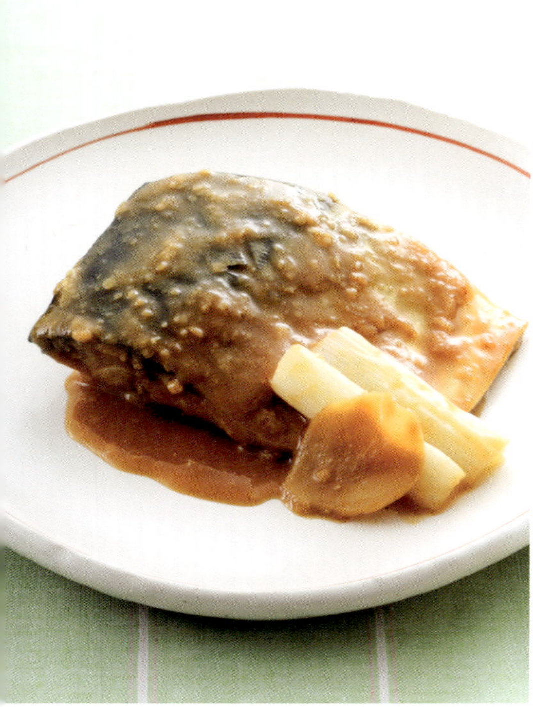

青背魚のくさみが苦手です。

青背魚にはn-3系脂肪酸という炎症を抑える脂肪酸が含まれます。青背魚が苦手なかたも、みそ煮のように濃いめの味つけなら食べやすいでしょう。

サバのみそ煮

不溶性食物繊維 0.9g

材料（1人分）

サバ……………………1切れ（80g）
ねぎ……………………8㎝（20g）
a ┌水……………………½カップ
　│砂糖・みそ………各小さじ1
　│しょうゆ……………小さじ½
　└酒……………………小さじ1
しょうがの薄切り……………1枚
みそ……………………小さじ1

1人分 205㎉／塩分2.2g

1 サバは洗って水けをふき、皮に浅く切り目を入れる。ねぎは長さを半分に切る。
2 小なべにaを合わせて温め、サバとねぎを入れてしょうがを加え、空気穴をあけたアルミホイルで落としぶたをして5〜6分煮る。
3 サバに火が通ったらみそ小さじ1を加え、煮汁がとろりとするまで煮る。

不溶性食物繊維 0.6g

ブリの梅しょうゆ麹焼き

材料（1人分）

ブリ……………………1切れ（80g）
a ┌しょうゆ麹（市販品）……大さじ1
　└梅干しの果肉…………½個分（5g）
生しいたけ（軸を除く）……1枚（15g）
青じそ……………………1枚

1人分 235㎉／塩分1.2g

1 ブリは水けをふく。
2 aの梅干しは包丁でたたき刻み、しょうゆ麹と混ぜ、ブリの両面に塗る。ラップに包んで1時間から一晩漬ける。
3 魚焼きグリルでブリとしいたけをのせて焼く。
4 器に青じそを敷いて**3**を盛る。

調理メモ

魚は焦げやすいので、焦げ目がついたらアルミホイルをかぶせて火が通るまで焼くと失敗ありません。

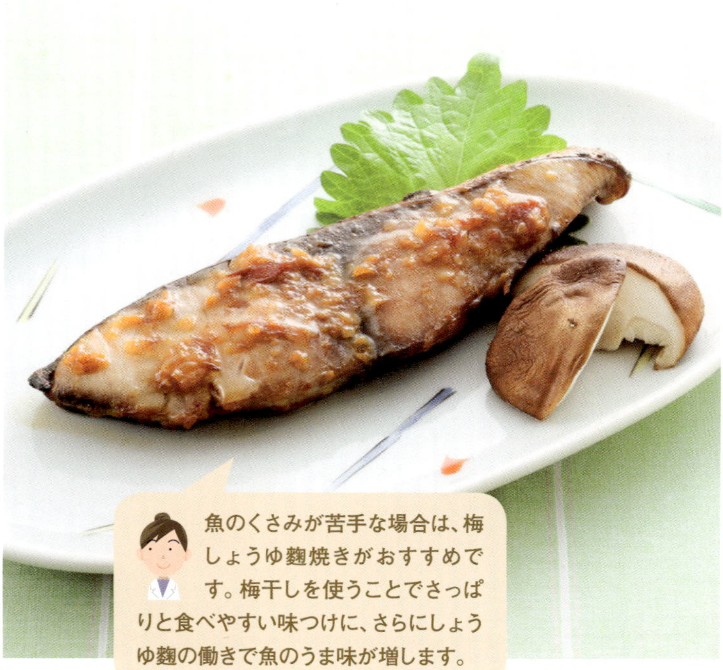

魚のくさみが苦手な場合は、梅しょうゆ麹焼きがおすすめです。梅干しを使うことでさっぱりと食べやすい味つけに、さらにしょうゆ麹の働きで魚のうま味が増します。

タラのほかにどんな魚が合いますか？

生ダラが手に入らないときはタイ、スズキなどで代用できます。また、アジやサワラでも合います。

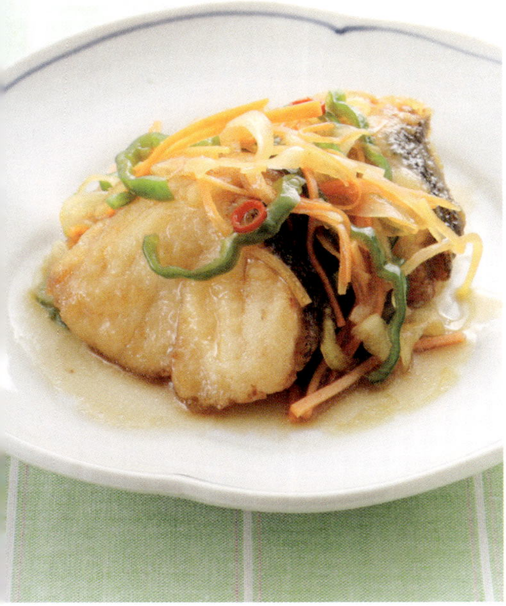

タラの南蛮漬け

不溶性食物繊維 0.7g

材料（1人分）

生ダラ…………1切れ（100g）

a
- しょうゆ…………小さじ1/4
- 酒…………小さじ1/2
- しょうが汁…………小さじ1/4

かたくり粉…………適量

揚げ油…………適量

玉ねぎ（薄切り）…………15g

にんじん（せん切り）…………10g

ピーマン（半月切り）…………1/2個

b
- 酢・しょうゆ…………各大さじ1/2
- だし…………大さじ1/2
- 砂糖…………小さじ1/2
- 赤とうがらしの輪切り…少量

1人分 193kcal／塩分1.8g

1 タラは水けをふいて骨があれば除き、一口大に切り、aをからめて20分ほどおく。

2 1の汁けをふいてかたくり粉をまぶし、170度に熱した揚げ油でからりと揚げる。

3 bは耐熱容器に合わせて電子レンジで30～40秒加熱し、あら熱をとる。

4 3に揚げたタラを入れ、玉ねぎ、にんじん、ピーマンを加えて15分以上おいて味をなじませる。

麻婆豆腐

不溶性食物繊維 0.9g

材料（1人分）

もめん豆腐（2cm角に切る）…………150g

豚ひき肉…………40g

a
- にんにくのみじん切り…小さじ1/2
- しょうがのみじん切り…小さじ1/2

豆板醤…………小さじ1/4

サラダ油…………小さじ1/2

b
- 甜面醤…………小さじ1
- しょうゆ…………小さじ1/2
- 酒…………小さじ1
- 顆粒鶏がらだし…小さじ1/5

水…………2/5カップ

水どきかたくり粉…………小さじ2

ねぎのみじん切り…………5cm分

ごま油…………小さじ1/4

小ねぎ（小口切り）…………少量

1人分 265kcal／塩分1.4g

豆板醤のような辛味が好きですが、控えたほうがいいですか？

激辛味は胃腸を刺激し、下痢を悪化させたり、痛みを強くする作用があるのでおすすめできません。通常の辛さであれば問題ありません。

1 豆腐は水（分量外）とともになべに入れて火にかけ、煮立つ直前に火を消してそのままおく。

2 フライパンに油とaを入れて火にかけ、香りが出たら豆板醤を加えていためる。辛味が立ったらひき肉を加えていためる。

3 bと分量の水を加え、1をざるにあげて水けをきって加え、豆腐に味がなじむまで3分煮る。

4 水どきかたくり粉を加えてとろみをつけ、ねぎを加え、ごま油をたらす。

5 器に盛り、小ねぎを散らす。

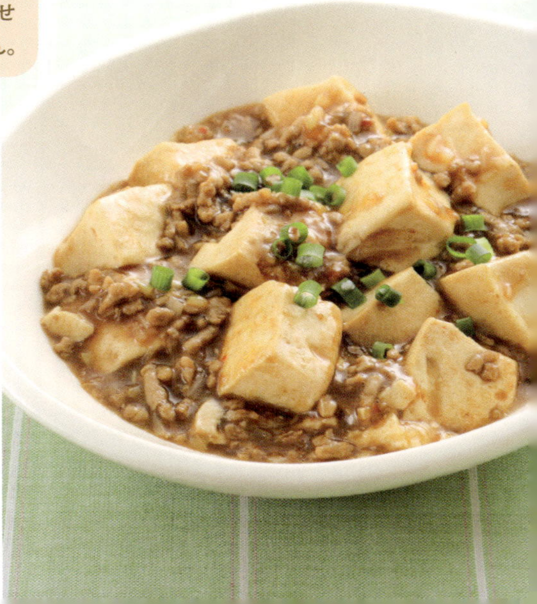

腸の回復を応援する副菜

作りおきのきく煮物はもちろん、サラダや酢の物、あえ物といった手軽に作れるメニューも紹介します。ごぼうやれんこんなどの食物繊維の多い根菜や海藻もとり入れていきましょう。

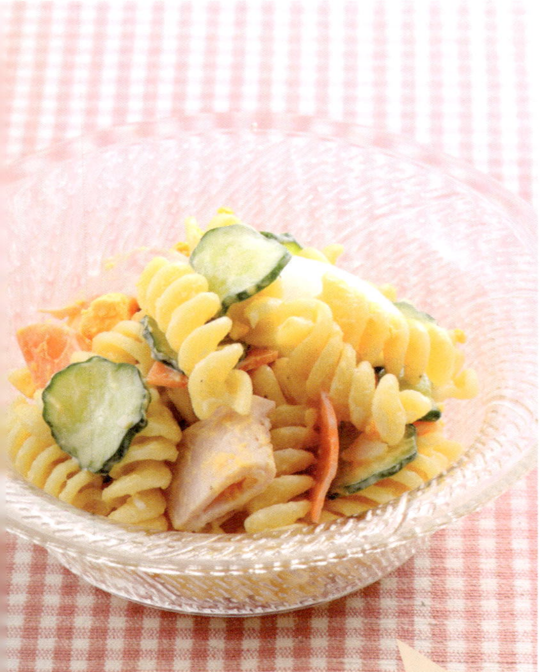

マカロニサラダ

不溶性食物繊維 0.7g

材料（作りやすい量）

マカロニ（乾燥・フジッリ形）……50g
ロースハム（短冊切り）……1枚
かたゆで卵（粗く刻む）……1個
にんじん（いちょう切り）……20g
きゅうり（小口切り）⅛本（18g）
塩……ごく少量
a ┌ マヨネーズ……大さじ1
  │ 塩……ミニスプーン1弱
  │ こしょう……少量
  └ 酢……小さじ¼

1人分（½量） 201kcal／塩分0.8g

1 なべに湯を沸かし、塩少量（分量外）を加えてマカロニをゆでる。ゆで上がる30秒前ににんじんを加え、ざるにあげる。
2 きゅうりは塩をまぶしてしんなりしたら、水けをしぼる。
3 ボールにaを混ぜ合わせ、**1**と**2**、ハム、卵をあえる。

調理メモ

マカロニはフジッリ形を使うと、マヨネーズのからみがよく、おすすめです。なければほかの形でも。

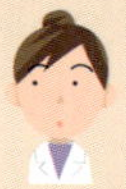

サラダといってもマカロニが主役なのでエネルギー源になり、ハムや卵も入るのでたんぱく質も補えます。体重の戻りが悪いときの栄養補給を兼ねた野菜料理としてもおすすめです。

不溶性食物繊維 0.6g

たたききゅうりのごま酢あえ

材料（1人分）

きゅうり……½本
塩……ミニスプーン½
a ┌ 白すりごま……小さじ½
  │ 酢……小さじ¼
  └ ごま油……小さじ½

1人分 35kcal／塩分0.3g

1 きゅうりはめん棒などでたたいて一口大に割り、塩をしてしばらくおき、しんなりしたら水けをきる。
2 ボールにaを合わせ、**1**のきゅうりをあえる。

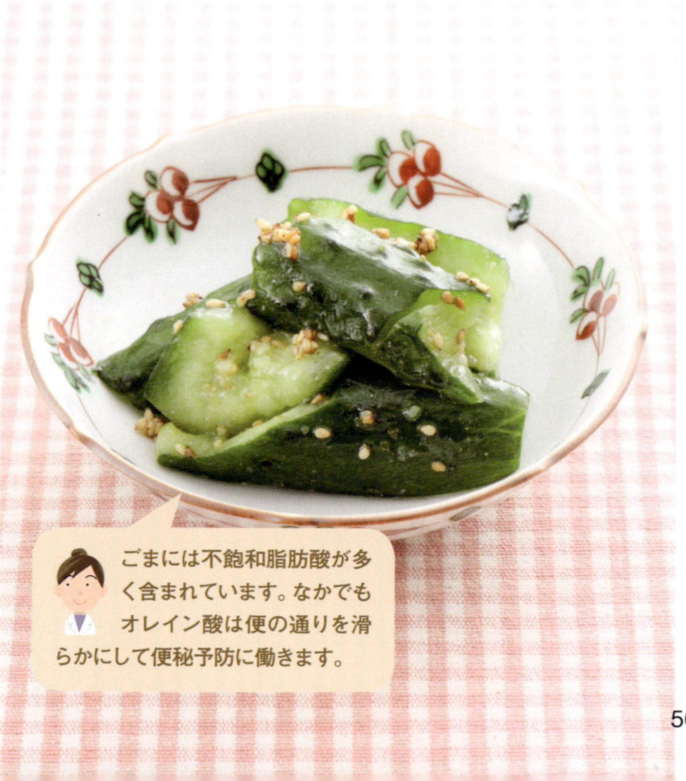

ごまには不飽和脂肪酸が多く含まれています。なかでもオレイン酸は便の通りを滑らかにして便秘予防に働きます。

生野菜のほうが栄養がありますか？

生で食べると、ビタミンCなど、熱に弱い水溶性ビタミンを効率よくとることができます。

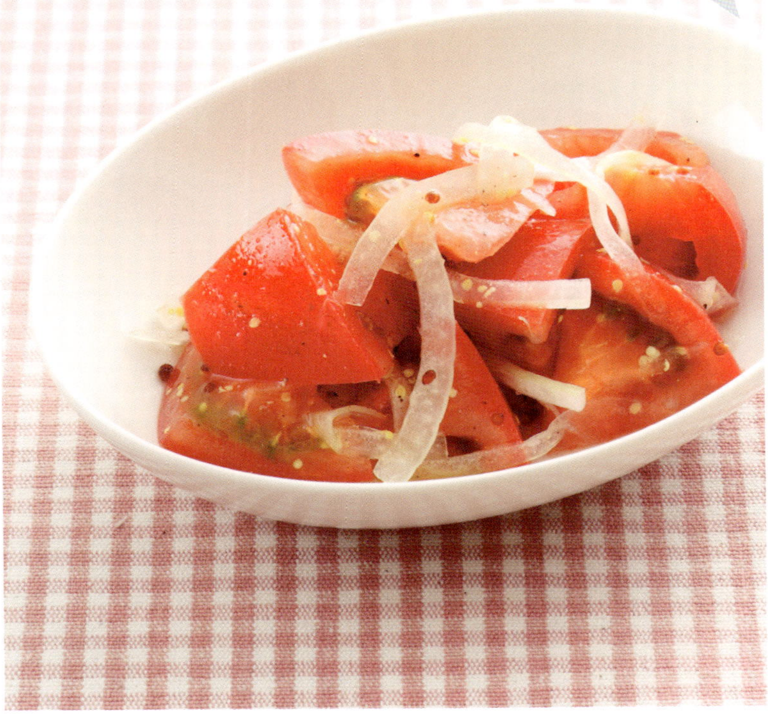

不溶性食物繊維 0.8g

トマトのオニオンサラダ

材料（1人分）

トマト……………………½個（90g）
玉ねぎ……………………15g

a
- レモン汁……………………小さじ½
- 砂糖……………………ひとつまみ
- 塩……………………小さじ⅙
- こしょう……………………少量
- 粒マスタード……………………小さじ¼
- オリーブ油……………………小さじ1

1人分 66kcal／塩分0.8g

1 トマトは乱切りにする。玉ねぎは薄切りにして水にさらし、水けをきる。
2 ボールにaを合わせてよく混ぜ合わせ、1をあえる。

酸味の強い味つけは苦手です。

市販の味つけもずくの三杯酢は甘口で酸味はほどほど。酢の物の酸味が苦手なかたでもおいしく食べられます。

不溶性食物繊維 0.3g

きゅうりともずくの酢の物

材料（1人分）

味つけもずく（市販品）
……………………1パック（50g）
きゅうり……………………15g
トマト……………………20g

1人分 26kcal／塩分1.0g

1 きゅうりはせん切りにし、トマトは8mm角に切る。
2 もずくは三杯酢ごとボールにあけ、1を加えてあえる。

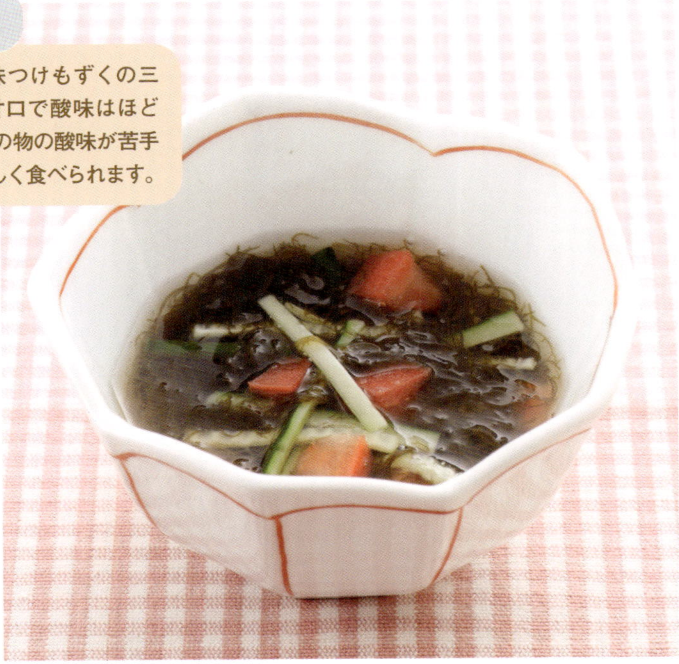

青梗菜の代わりにほかの青菜でもいいの？

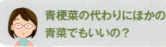

小松菜やほうれん草などでも代用できます。調味料はあらかじめ計量して合わせておくと手早く、失敗なく仕上がります。

不溶性食物繊維 0.8g

青梗菜と卵のオイスターソースいため

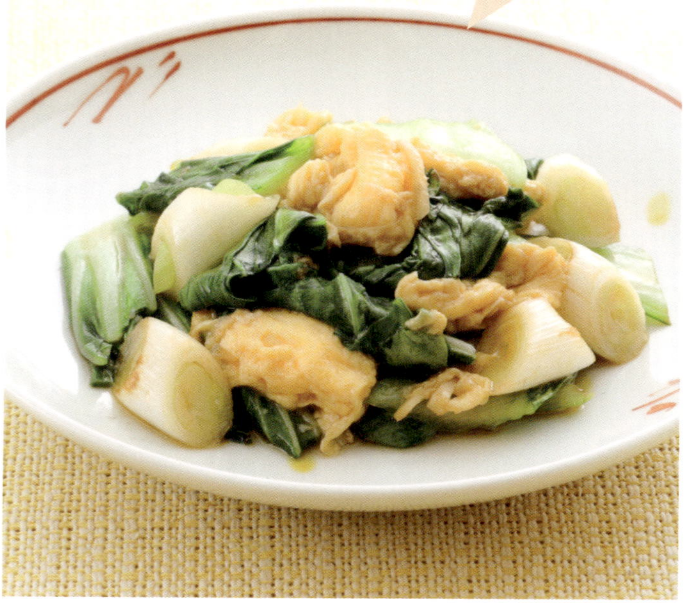

材料（1人分）

	青梗菜	½株（50g）
	卵（ときほぐす）	½個分
	ねぎ	5㎝
	しょうが（せん切り）	2g
	サラダ油	小さじ½
	ごま油	小さじ¼
a	オイスターソース	小さじ½
a	しょうゆ	小さじ¼
a	酒	小さじ1

1人分 83㎉／塩分0.7g

1 青梗菜の軸は乱切りにし、葉は一口大に切る。ねぎも乱切りにする。
2 フライパンに油を熱し、卵を入れて半熟状にいためてとり出す。
3 **2**のフライパンにごま油としょうがを入れ、香りが立ったら青梗菜の軸とねぎ、青梗菜の葉の順に加えていため、aで調味する。最後に**2**のいり卵を戻し入れていため合わせる。

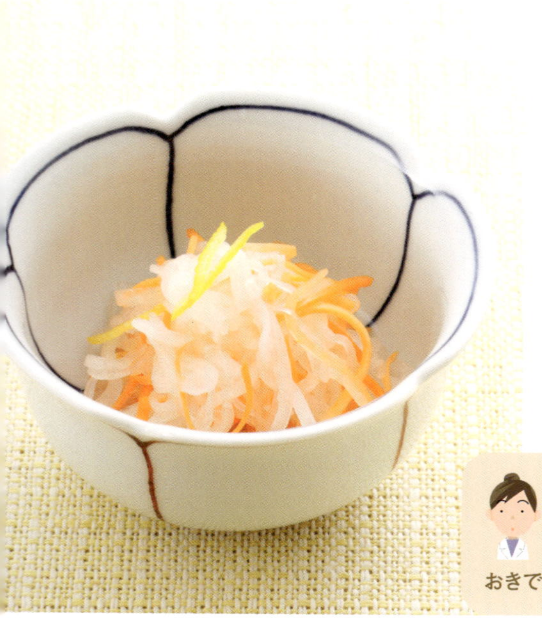

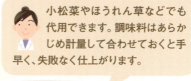

大根とにんじんのなます

不溶性食物繊維 0.5g

材料（作りやすい量／4人分）

	大根	200g
	にんじん	20g
	塩	ミニスプーン1
	ゆずの皮（せん切り）	少量
a	水	大さじ1
a	酢	大さじ1½
a	砂糖	大さじ1⅓
a	塩	ミニスプーン½

1人分（¼量） 24㎉／塩分0.2g

1 大根とにんじんは4㎝長さの細切りにする。にんじんに塩をパラリとふり、残りの塩は大根にまぶし、それぞれしんなりするまでおいたら水けを絞る。
2 ボールにaを混ぜ合わせてゆずの皮を加え、大根とにんじんを加えて味をなじませる。

調理メモ

冷蔵庫で1週間は持ちます。

ゆずの香りがアクセントになって食欲がないときにおすすめの1品です。日持ちするので、作りおきできるおかずとしても重宝です。

ごぼうは食物繊維が多いけど、食べてもいいんですか？

はい。よくかんでゆっくり食べてください。ただし、おなかがはっているときは控えましょう。

鶏ごぼう

不溶性食物繊維 0.9g

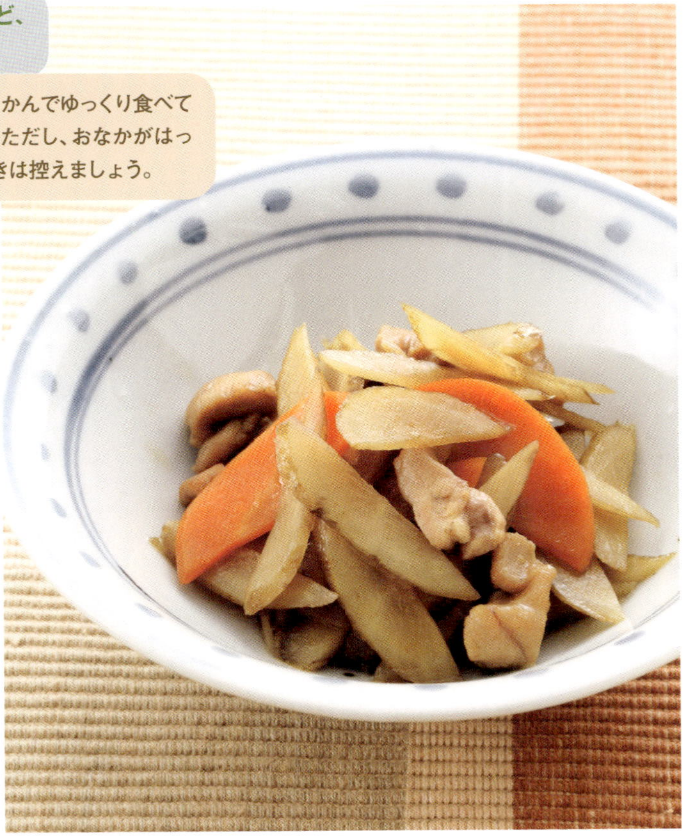

材料（作りやすい量／2人分）

鶏もも肉……30g
ごぼう……50g
にんじん……10g
サラダ油……小さじ½
だし……¼カップ
a［しょうゆ……小さじ1
　 砂糖……小さじ1⅓

1人分（½量）68kcal／塩分0.5g

1 鶏肉は小さく切る。
2 ごぼうは皮をこそげてから縦半分に切って斜め薄切りにし、水にさらす。にんじんもごぼうと同様に切る。
3 なべに油を熱して鶏肉をいため、色が変わったら**2**を加えていため合わせる。だしを加えてひと煮し、aを加えてふたをし、ごぼうがやわらかくなるまで煮る。

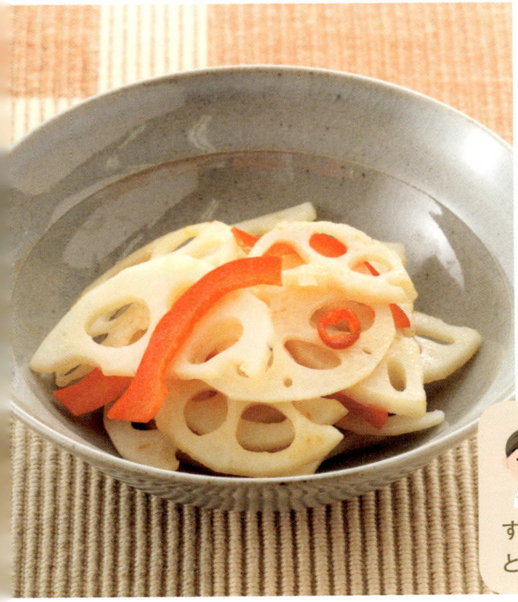

れんこんの塩きんぴら

不溶性食物繊維 1.2g

材料（1人分）

れんこん……50g
パプリカ（赤）……20g
赤とうがらしの輪切り……少量
サラダ油……小さじ½
a［だし……大さじ2
　 みりん……小さじ½
　 塩……ミニスプーン⅔
ごま油……小さじ⅕

1人分 69kcal／塩分0.7g

1 れんこんは、薄い半月形に切り、水にさらす。パプリカも同様に切る。
2 フライパンに油を熱してれんこんと赤とうがらしをいため、aを加えてからめる。れんこんが透き通ったらごま油を回しかける。

調理メモ

冷蔵庫で3～4日持ちます。みりんと同量の酢を加えてもおいしいです。

れんこんはごぼうと同じくかみごたえがありますが、食物繊維はごぼうの半分以下です。れんこん、ごぼうの順で料理にとり入れていくと安心ですね。

腸の回復を応援する汁物

汁物は水分も補給できるため、下痢や便秘のときのおすすめのメニューです。献立の副菜に野菜が充分あれば汁が主役のスープ、副菜に野菜が少ないときは具が入った汁物にしましょう。

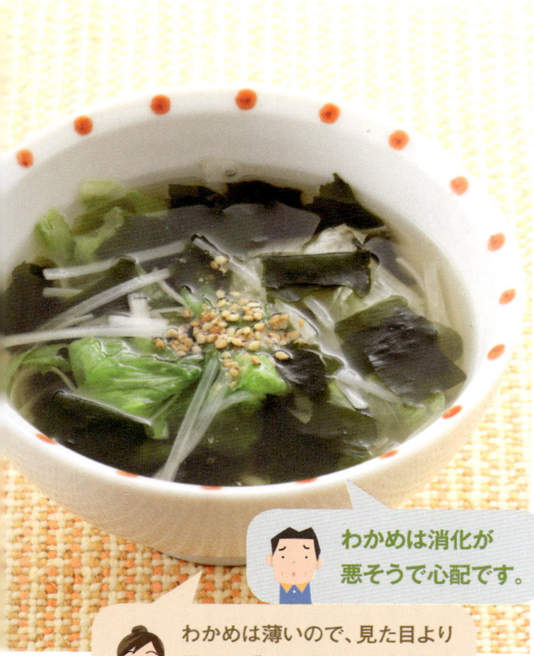

わかめとレタスの中国風スープ

不溶性食物繊維 0.7g

材料（1人分）

カットわかめ（乾燥）
……小さじ½（もどして10g）
レタス……1枚
ねぎ……3㎝分（9g）
a［水……¾カップ
　 顆粒鶏がらだし……小さじ¼
塩……ミニスプーン⅔強
しょうゆ……小さじ½
ごま油……小さじ¼
いり白ごま……小さじ⅕

1人分 26㎉／塩分1.3g

1 わかめは水でもどして大きい場合は刻む。レタスは一口大にちぎり、ねぎはせん切りにする。
2 なべにaを煮立てて**1**を加え、煮立ったら塩としょうゆで調味し、ごま油を落とす。
3 器に盛り、ごまをふる。

わかめは消化が悪そうで心配です。

わかめは薄いので、見た目より量はわずか。このスープでとるわかめの食物繊維は0.5gです。ただ、汁といっしょにすすり込まずに、よくかんで食べることを忘れずに。

不溶性食物繊維 0.7g

キャベツとベーコンのスープ

材料（1人分）

キャベツ……½枚（50g）
ベーコン……½枚（10g）
a［水……1カップ
　 顆粒ブイヨン……小さじ¼
塩……小さじ⅙
こしょう……少量
酢……小さじ½

1人分 55㎉／塩分1.2g

1 キャベツは短冊切りに、ベーコンは5㎜幅に切る。
2 なべに**1**とaを入れて火にかけ、煮立ったら弱火にしてキャベツがしんなりするまで煮、塩とこしょう、酢で味を調える。

脂の多いベーコンを使っていいんですか？

このくらいの量ならだいじょうぶです。このスープは、ベーコンのうま味と風味をスープのだしとして使い、いため油を使わないレシピにしています。

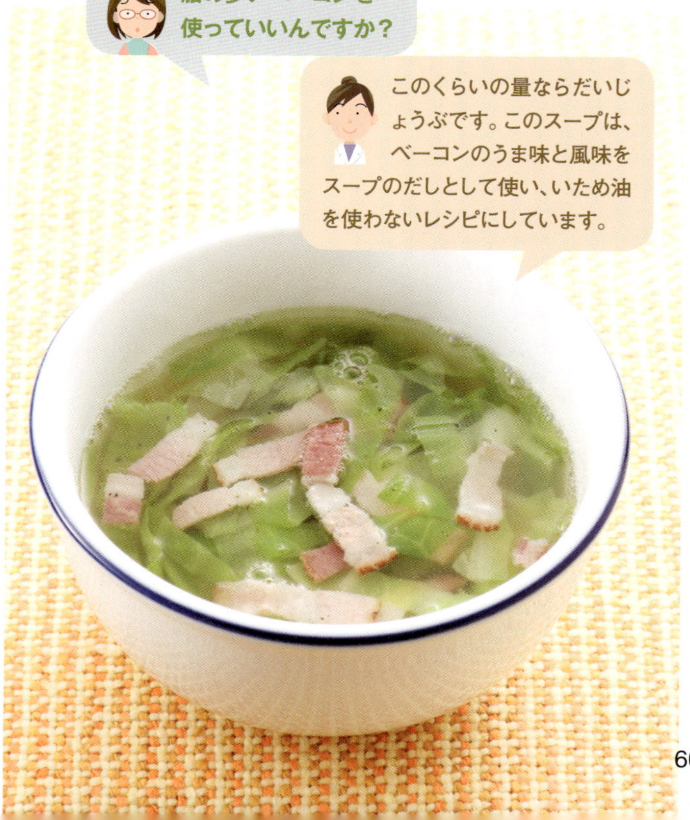

豚汁の主役は根菜です。これこそよくかんで食べたい汁物です。早食いしがちな人は、根菜を大きめに切るのも手です。

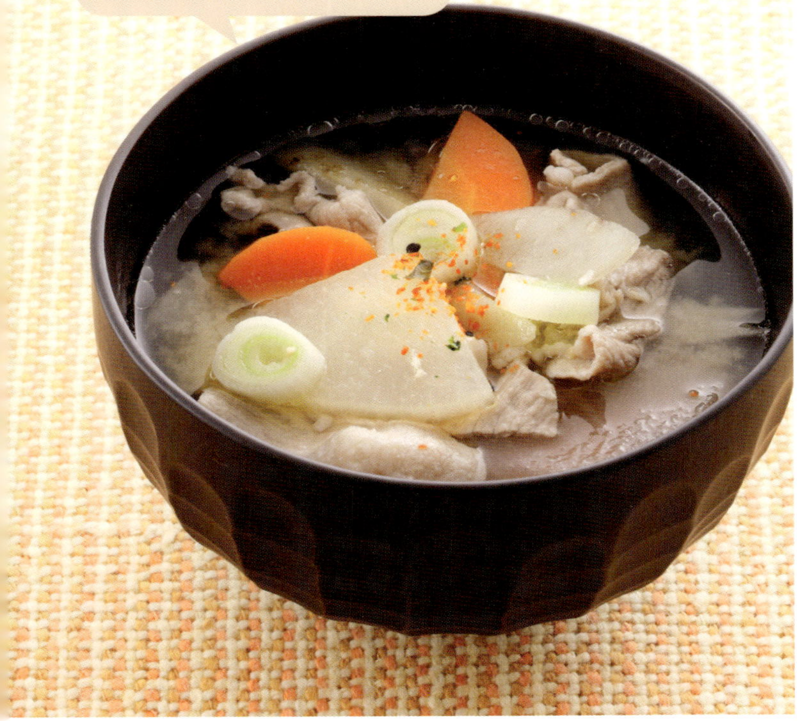

不溶性食物繊維 1.6g

豚汁

材料（1人分）

豚バラ薄切り肉……………………30g
大根（いちょう切り）………………30g
にんじん（いちょう切り）…………15g
ごぼう………………………………15g
だし……………………………180㎖
みそ……………………………大さじ½強
ねぎ（小口切り）……………3㎝（5g）
七味とうがらし（好みで）…………少量

1人分 110kcal／塩分1.5g

1 豚肉は一口大に切る。ごぼうはささがきにして水にさらす。
2 なべにだしを入れ、大根、にんじん、ごぼうを加えて火にかける。煮立ったら1の豚肉を入れてアクをすくいながら煮る。
3 野菜に火が通ったらみそをとき入れてねぎを加え、ひと煮立ちさせる。
4 器に盛り、好みで七味とうがらしをふる。

赤だしにはどんな栄養が入っているの？普通のみそと違うの？

赤だしに使われる豆みそは信州みそのような淡色のみそよりも熟成期間が長く、乳酸菌が豊富でおすすめです。

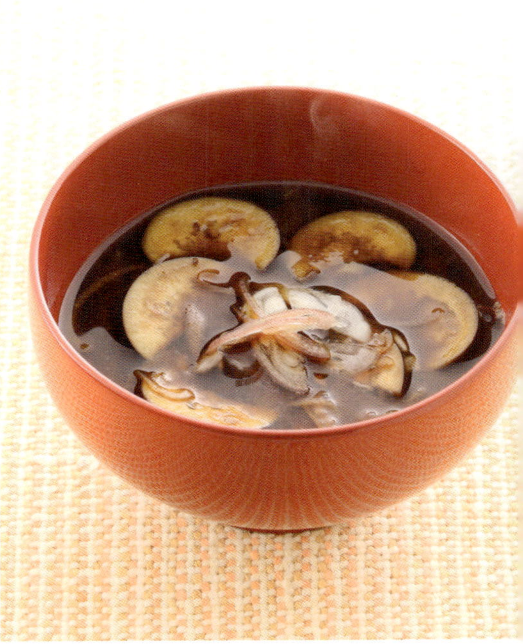

不溶性食物繊維 1.4g

なすとみょうがの赤だし

材料（1人分）

なす…………………½個（50g）
みょうが……………………½個
だし………………………¾カップ
豆みそ……………………大さじ½

1人分 32kcal／塩分1.3g

1 なすは縦半分に切って、斜めに3～4㎜厚さに切り、水にさらす。みょうがは、斜め薄切りにする。
2 なべにだしを煮立ててなすを入れて火を通す。みそをとき入れてみょうがを加え、ひと煮立ちさせて火を消す。

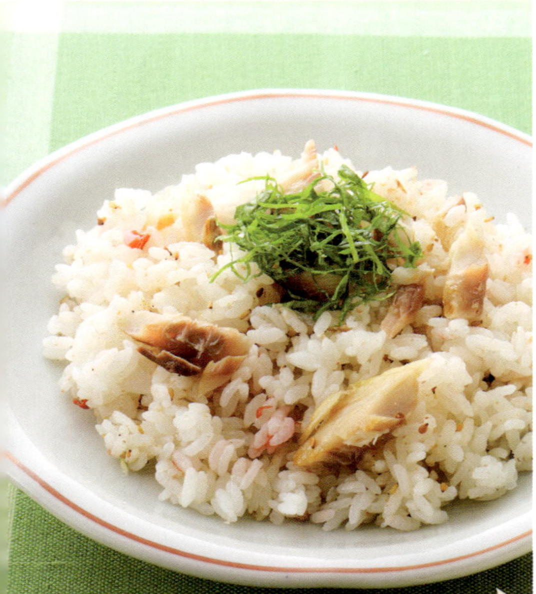

腸の回復を応援する主食

油控えめにすること、食べすぎないこと、早食いしないことを心がければ問題ありません。腸を元気にするには、ごはんやめんに、具としてたんぱく質食品と緑黄色野菜を加えるのがコツです。

アジの干物と梅干しの混ぜごはん

不溶性食物繊維 0.7g

材料（1人分）

ごはん……150g
アジの干物……¼枚（20g）
梅干し……½個（3g）
いり白ごま……小さじ½
青じそのせん切り……1枚分

1 アジの干物は焼いて皮と骨を除き、身をほぐす。
2 梅干しは種を除いて刻む。
3 熱いごはんに**1**と**2**、ごまを混ぜて器に盛り、青じそのせん切りを飾る。

1人分 287㎉／塩分0.7g

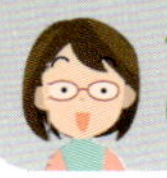

干物も食べていいんですね？

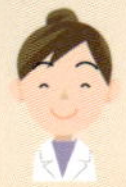

いいですよ。カマスやサバの干物でも合います。前日の焼きざましがあれば、梅干しと青じそを合わせるだけで、栄養と味のバランスがよい混ぜごはんができます。

キーマカレー

不溶性食物繊維 4.0g

材料（作りやすい／4人分）

牛豚ひき肉……200g
玉ねぎ（みじん切り）……½個（100g）
にんじん（みじん切り）……¼本（30g）
a
- しょうがのすりおろし……小さじ⅔（4g）
- にんにくのすりおろし……小さじ⅓（2g）

サラダ油……小さじ1
水……1カップ
カレールー……50g
b
- ウスターソース……大さじ½
- トマトケチャップ……大さじ½
- 塩……ミニスプーン1
- こしょう……少量

ひよこ豆の水煮……100g
ごはん……1人分150g

1人分 498㎉／塩分1.9g

1 なべに油とaを入れて弱火にかけ、香りが出たら玉ねぎとにんじんを加えていためる。しんなりしたらひき肉を加えてポロポロになるまでいためる。
2 水を加えて5～6分煮、火を消してカレールーをとき入れる。bを加えて調味し、ひよこ豆を加えてさらに10分煮る。
3 器にごはんを盛り、**2**をかける。

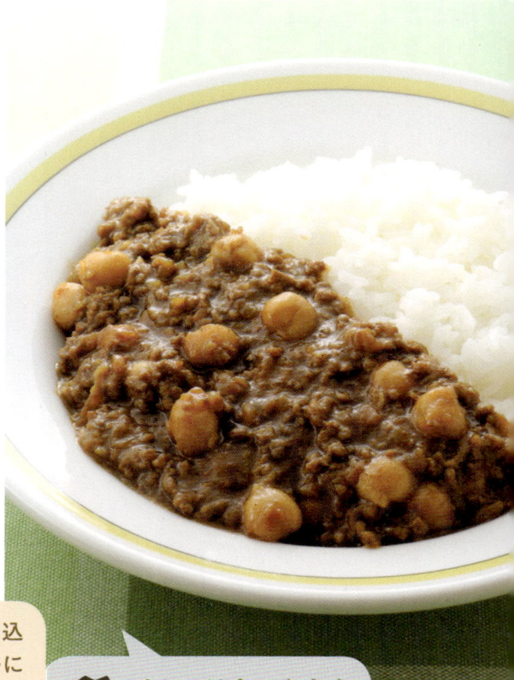

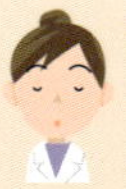

確かに、カレーは大口でかき込みがちです。そこで、カレーにかみごたえのあるひよこ豆を加えて、早食いと食べすぎを予防します。

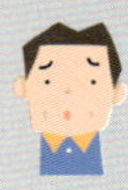

カレーは食べやすくて、ついたくさん食べてしまいます。

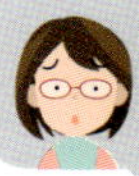

生のアサリを用意するのがたいへんです。

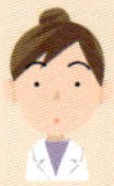

缶詰めや冷凍品のアサリを利用すると手軽です。アサリ以外にもエビやカニでもおいしいレシピです。

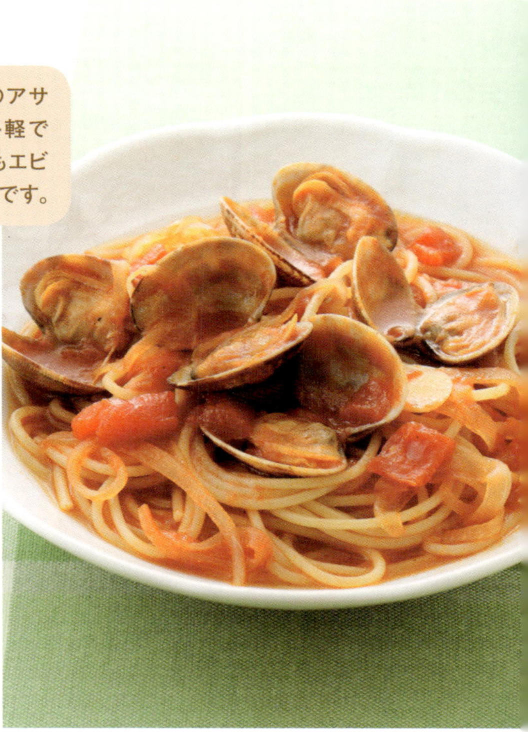

不溶性食物繊維 2.3g

アサリとトマトのスープスパゲティ

材料（1人分）

アサリ（殻つき）……5〜8粒（殻つきで60g）
白ワイン……大さじ2
玉ねぎ（薄切り）……⅛個（25g）
にんにくの薄切り……2枚
オリーブ油……小さじ1
a 水……½〜¾カップ
a トマト水煮缶……100g
a 顆粒ブイヨン……小さじ¼
塩……ミニスプーン1
こしょう……少量
スパゲティ（乾）……60g
粉チーズ……小さじ1

1人分 319kcal／塩分2.4g

1 アサリは殻をこすり合わせて洗い、薄い塩水に浸して砂を吐かせる。
2 フライパンにオリーブ油とにんにくを入れて火にかけ、香りが立ったら玉ねぎを入れていためる。しんなりしたらアサリとワインを加えて煮立て、aを加えて3〜5分、アサリの殻が開くまで煮る。
3 スパゲティは、塩少量（分量外）を加えた湯で表示時間より1分短くゆで、水けをきって2に加え、塩とこしょうで味を調える。
4 器に盛り、粉チーズをふる。

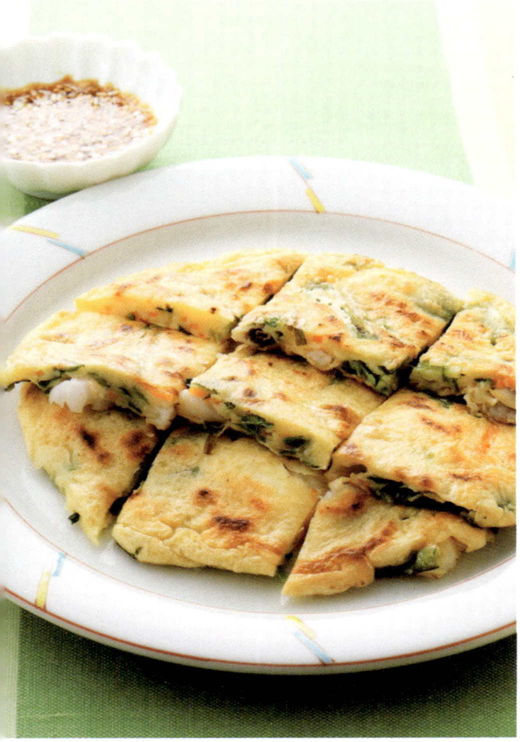

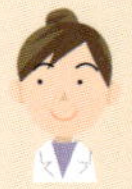

チヂミのたれは簡単にポン酢しょうゆでも。さっぱりとおいしく食べられます。

不溶性食物繊維 1.5g

海鮮チヂミ

材料（1人分）

シーフードミックス……50g
にら……20g
にんじん……10g
a 小麦粉……50g
a かたくり粉……10g
a 卵……½個
a 水……60mℓ
a 塩……ミニスプーン1
ごま油……小さじ1
b 酢……小さじ½
b しょうゆ……小さじ1
b 砂糖……小さじ¼
b ねぎのみじん切り……小さじ1
b 白すりごま……小さじ½

1人分 358kcal／塩分2.4g

1 シーフードミックスはさっと湯に通して水けをきる。
2 にらは3cm長さに切り、にんじんは同じ長さのせん切りにする。
3 ボールにaを合わせて1と2を混ぜ合わせる。
4 フライパンにごま油を熱して3を丸く流し、両面をこんがりと焼く。
5 食べやすく切って器に盛り、bを混ぜ合わせて添える。

腸の回復を応援する間食

間食はエネルギーを補給するためのたいせつな存在です。甘いおやつでもいいですし、食事が少ない分を補う軽食として、サンドウィッチやおにぎりなどでも。乳酸菌を含む乳製品もおすすめです。

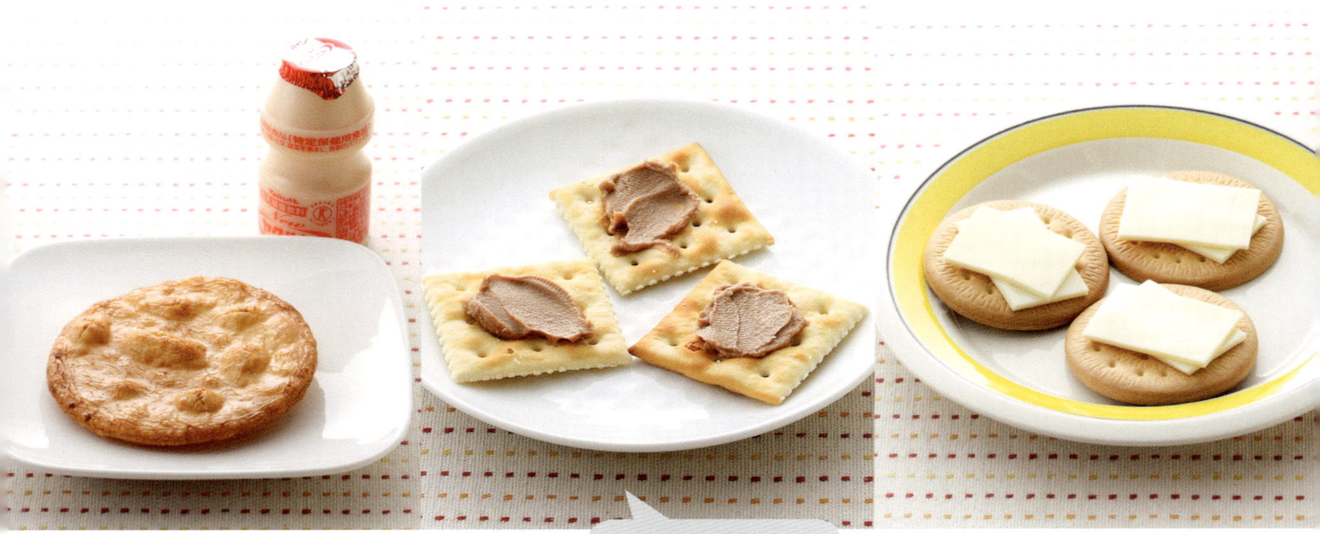

かたいせんべいでもよくかめば食べても問題ありません。乳酸菌飲料はおなかの調子を整えてくれるのでおすすめです。

レバーは苦手なんですが…。

ハムでもいいですよ。プレスハムやショルダーハムなら亜鉛が豊富です。n-3系脂肪酸が豊富なオイルサーディンも合います。

ビスケットの代わりに、クッキーでもいいですか？

かまいません。お好きなものでお試しください。クッキーにのせるなら、クリームチーズも合いそうですね。

不溶性食物繊維 0.2g

せんべい＆乳酸菌飲料

材料（1人分）

しょうゆせんべい……大1枚（20g）
乳酸菌飲料……1本（80㎖）

1人分 137㎉／塩分0.4g

不溶性食物繊維 0.1g

クラッカーのレバーペーストのせ

材料（1人分）

ソーダクラッカー……3枚
レバーペースト……15g

1人分 99㎉／塩分0.5g

不溶性食物繊維 0.1g

ビスケット＆チーズ

材料（1人分）

ハードビスケット……3枚（16g）
スライスチーズ……1枚（20g）

1人分 130㎉／塩分0.6g

果物は大好きです。1日にどのくらい食べていいですか？

果物の皮や種には食物繊維が多く含まれます。皮や種を除いて食べるようにしましょう。1日の目安量はにぎりこぶしひとつ分（100～150g）くらいです。

ゼリー類は消化がよく、ボリュームもエネルギー量も間食に最適です。目先を変えて乳製品と組み合わせると栄養価もアップ。フルーツ系ゼリーならヨーグルトとの組み合わせもおすすめです。

ヨーグルトは、腸内善玉菌を活性化するビフィズス菌や乳酸菌が生きたまま腸に届く「トクホ」つき製品もおすすめです。

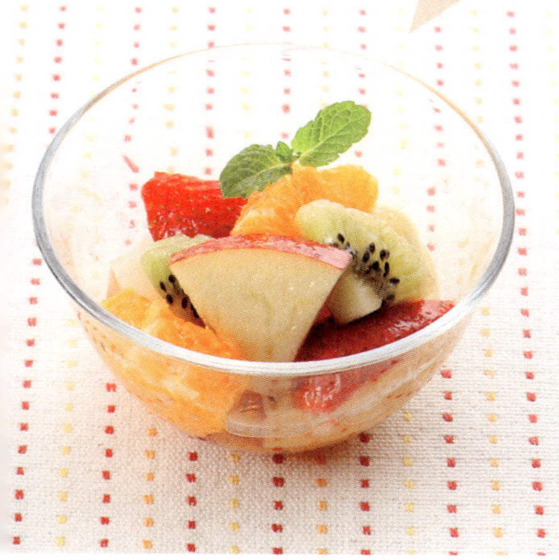

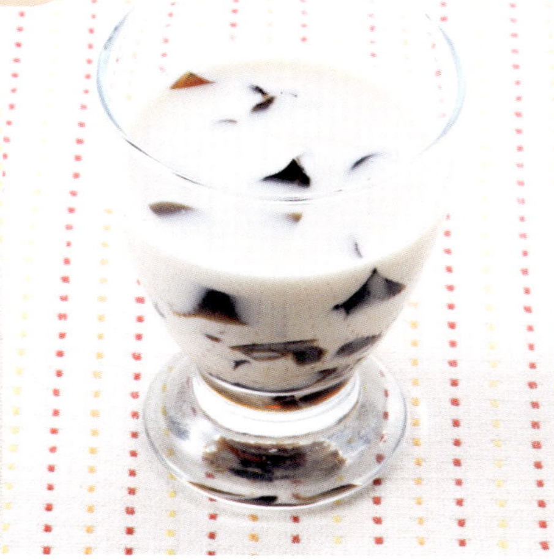

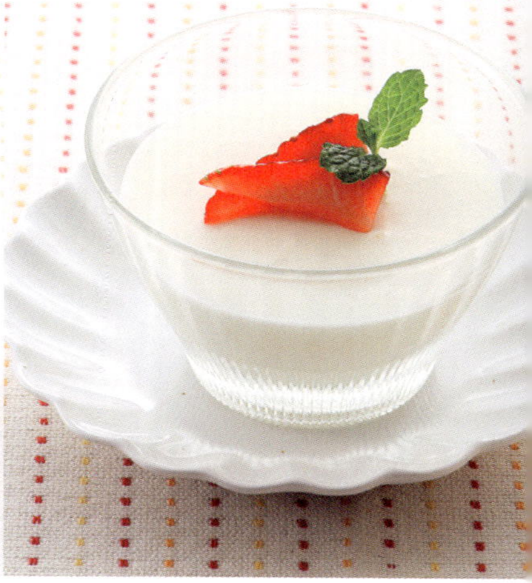

不溶性食物繊維 0.7g

フルーツマリネ

材料（4人分）

バナナ……½本（50g）
りんご……¼個（75g）
いちご……2個（40g）
オレンジ……½個（70g）
キウイフルーツ……½個（45g）
a［グラニュー糖……大さじ1
　 レモン汁……大さじ½
ミント（あれば）……少量

1人分 49kcal／塩分0g

1 果物はいずれも食べやすい大きさに切る。
2 ボールに**1**を入れ、aを加えて全体にまぶし、冷蔵庫で30分～1時間冷やしながら味をなじませる。
3 器に汁ごと盛り、ミントを添える。

不溶性食物繊維 0g

コーヒーゼリー＆ミルク

材料（1人分）

コーヒーゼリー（市販品）……1個（70g）
牛乳……¼カップ

1人分 66kcal／塩分0.1g

1 コーヒーゼリーをグラスにあけてスプーンでクラッシュする。
2 牛乳を注ぎ、かき混ぜながら飲む。

不溶性食物繊維 0g

ヨーグルトムース

材料（3個分）

プレーンヨーグルト……200g
砂糖……大さじ3
レモン汁……小さじ1
生クリーム……¼カップ
a［粉ゼラチン……小さじ2
　 水……大さじ2
いちご（薄切りにする）……1粒
ミント（あれば）……少量

1個分 156kcal／塩分0.1g

1 ボールにヨーグルト、砂糖、レモン汁の順に加えてよく混ぜる。
2 耐熱容器にaの水を入れてゼラチンをふり入れ、電子レンジで温めてゼラチンをとかす。
3 生クリームを泡立てて**1**に加えてさっくり混ぜ、**2**を加える。
4 器に流して冷蔵庫で2時間冷やし、いちごとミントを飾る。

仕事で忙しくなってきたときの 食事アドバイス

仕事に復帰して日常生活に戻ると、忙しさのあまりついつい早食いになったり、食べる量が多くなったりと、腸に負担をかけてしまいがちです。無理をせず、腸にやさしい生活を続けられるくふうを紹介します。できそうなことから実践してみてください。

朝食は簡単なものでも かならずなにか食べましょう

朝食は1日の活動エネルギーになるだけでなく、腸のリズムを調えるうえでもたいせつです。67～69ページに紹介したように、冷凍食品やカット済み食材など手軽に調理できる食材を活用しましょう。

調理の時間もないときは、バナナとヨーグルト、パンと牛乳など、簡単なものでよいので、なにかをおなかに入れて出かけましょう。

食事と食事の合い間に 間食を賢くとり入れましょう

1 昼食は控えめにし 少なめにした分を 間食で補いましょう

1食の量を少なく調整すると、1日に必要な栄養がとりきれません。仕事に復帰してからも時間をずらして間食をとりましょう。ドリンクタイプのゼリーやビスケットタイプの栄養補助食品、牛乳や飲むヨーグルトなどの飲み物は忙しいときでも口にしやすくおすすめです。

2 夕食が遅くなるときは 夕方に軽く食べ、 帰宅後の食事は控えめに

夜遅くに食べると胃腸に負担がかかります。夕食が遅くなるときは夕方に少し食べておくのがおすすめです。おにぎり、肉まん、サンドイッチなど、主食とたんぱく質がいっしょにとれるものがよいでしょう。夕方に軽く食べておくことで帰宅後のどか食いが防げます。

週末を利用して手作り食品を ストックしましょう

家庭での手作り料理は油や野菜の量などが加減しやすく、腸にやさしい食事に調整できて安心です。忙しくなってきたときでも、休日など時間のあるときにストック食品を作っておくのがおすすめです。72～73ページに一例を紹介したので、お試しください。

簡単に作れるスピード朝食

朝は作るのも食べるのも時間がとれなくて…

時間のとれないときは、前の晩の夕食を多めに作っておくと便利です。紹介した献立は、冷凍野菜やカット済み食材を利用しているので、包丁いらずに作れます。

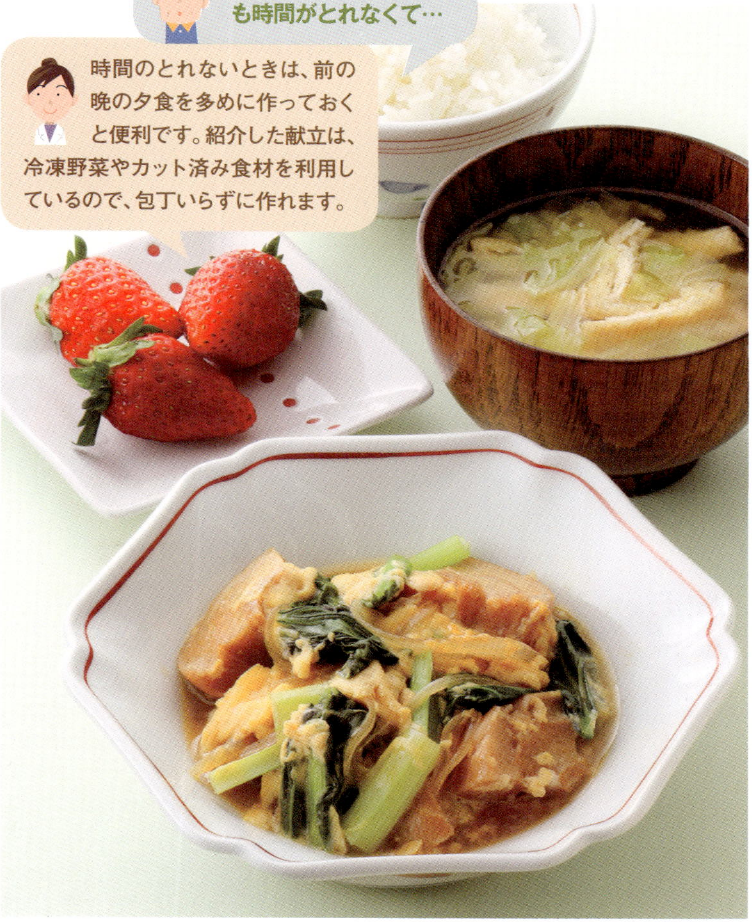

スピード朝食に便利な食材

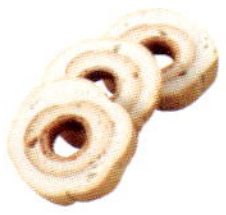

車麩
でんぷんだけでなく植物性たんぱく質も含み、消化がよい。煮物や汁の具に。

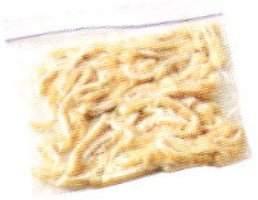

カット済み油揚げ
短冊に刻んで冷凍しておくと、汁物や煮物に少しずつ使えて便利です。

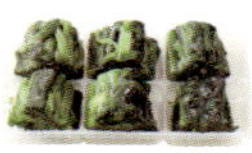

冷凍小松菜、冷凍ほうれん草
ゆでてカットされ、1食分ずつ冷凍。そのまま使えて便利です。

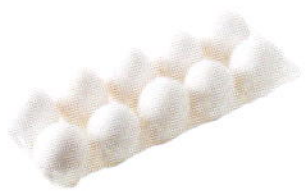

卵
たんぱく質が多く、保存がきき、火の通りが早くて便利な食材です。

スピード朝食❶

不溶性食物繊維 2.6g

車麩と小松菜の卵とじ
キャベツと油揚げのみそ汁
ごはん（150g）
いちご

1人分 475kcal／塩分3.0g

車麩と小松菜の卵とじ

材料（1人分）

車麩……小2個（8g）
冷凍小松菜……30g
玉ねぎ（薄切り）……25g
とき卵……1個
a だし……大さじ5⅓
a しょうゆ……大さじ½
a 砂糖……小さじ½
a みりん……小さじ1

1 車麩は水につけてもどし、水けを絞って一口大に切る。
2 フライパンにaを入れて煮立て、車麩と玉ねぎを入れて煮る。再び煮立ったら小松菜を凍ったまま加えてほぐしながら煮る。
3 味がなじんだらとき卵を回し入れ、ふたをして好みの加減に火を通す。

キャベツと油揚げのみそ汁

材料（1人分）

キャベツ……20g
油揚げ（カット済みのもの）……8g
だし……¾カップ
みそ……大さじ½強

1 キャベツはざく切りにする。油揚げはざるに入れて熱湯をかけて油抜きをする。
2 なべにだしを沸かして1を入れて煮、キャベツに火が通ったらみそをとき入れ、煮立つ直前に火を消す。

●**ごはん**（1人分）……150g
●**いちご**……3個（50g）

段取りよく朝食を作るコツを教えてください。

手早く作るカギはスープです。トマトジュースを使えば調味料は塩こしょうだけ、パンが焼き上がる時間煮るだけでもおいしく、栄養も満点です。

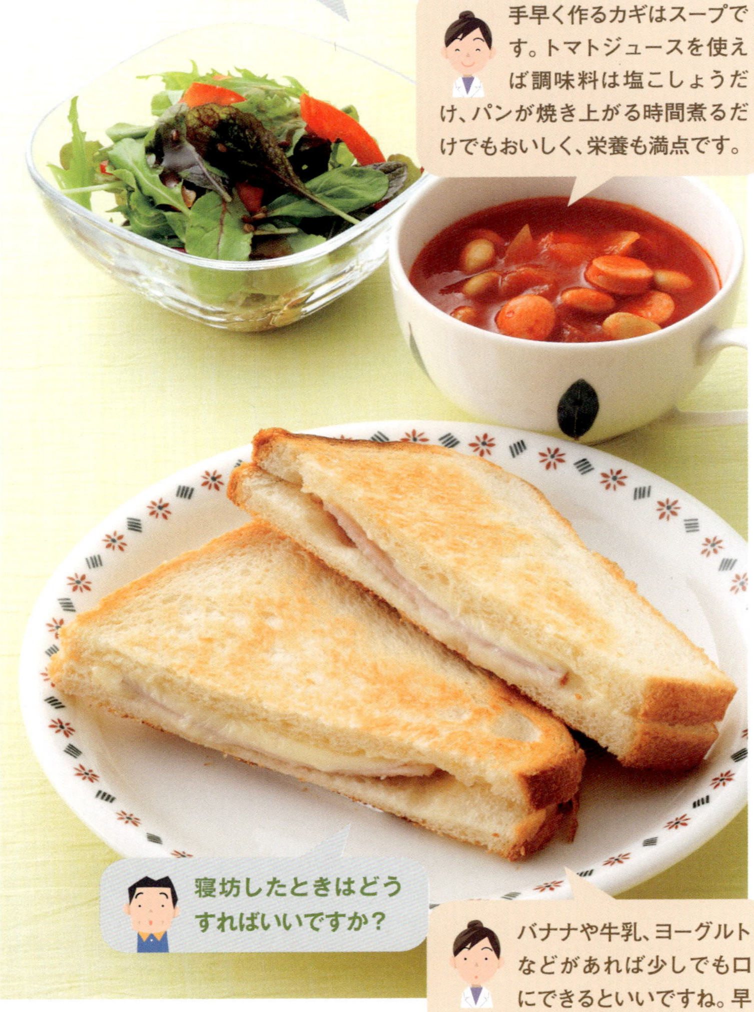

寝坊したときはどうすればいいですか？

バナナや牛乳、ヨーグルトなどがあれば少しでも口にできるといいですね。早食いにならないようにしましょう。

スピード朝食に便利な食材

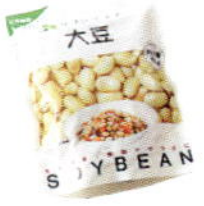

大豆の水煮
汁物やカレー、煮物などに少し加えたいときに便利。

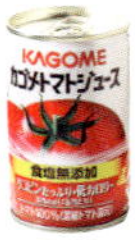

トマトジュース
保存がきき、スープやリゾット、煮込みなどに利用できて便利です。

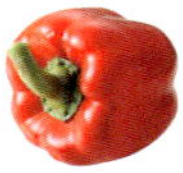

パプリカ
ピーマンよりビタミン豊富。切りかけはポリ袋に入れて数日持ちます。

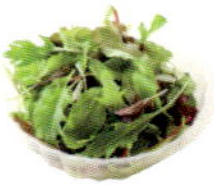

ミックスリーフ
清浄栽培なので洗うのが楽。ドレッシングをかければ、即サラダに。

スピード朝食❷

不溶性食物繊維 4.6g

ホットサンド
ソーセージと大豆のトマトスープ
リーフサラダ

1人分 449kcal／塩分3.9g

ホットサンド

材料（1人分）

食パン（10枚切り）……… 2枚（70g）
スライスチーズ…………… 1枚（18g）
ロースハム ……………… 1枚（17g）

1 食パン2枚の間にチーズとハムをはさみ、フッ素樹脂加工のフライパンにのせ、弱火にかけて両面をきつね色に焼く。
2 食べやすく切って器に盛る。

ソーセージと大豆のトマトスープ

材料（1人分）

ウインナソーセージ（小口切り）… 1本（15g）
玉ねぎ（1cm角に切る）………… 25g
大豆の水煮……………………… 30g
オリーブ油…………………… 小さじ$\frac{1}{2}$
トマトジュース（無塩）… 1缶（160mℓ）
顆粒ブイヨン ……………… 小さじ$\frac{1}{5}$
塩………………… ミニスプーン$\frac{2}{3}$弱
こしょう ……………………… 少量

1 なべにオリーブ油を熱して玉ねぎをいため、ソーセージと大豆を加えて軽くいためる。
2 トマトジュースとブイヨンを加えて5～6分煮、塩とこしょうで調味する。

リーフサラダ

材料（1人分）

ミックスリーフ……………………… 10g
パプリカ（赤）……………………… 15g
ノンオイルドレッシング（市販品）
…………………… 大さじ$\frac{2}{3}$（10g）

ミックスリーフは洗って水けをきり、パプリカは細く切る。器に盛り合わせ、ドレッシングをかける。

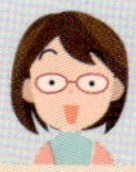

野菜を食べる代わりに、野菜ジュースはどうですか？

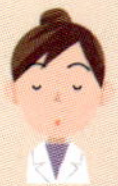

野菜ジュースには食物繊維が多く含まれている商品もあります。買うときにはパッケージの表示を見て、食物繊維の少ないものを選び、飲みすぎないようにしてください。

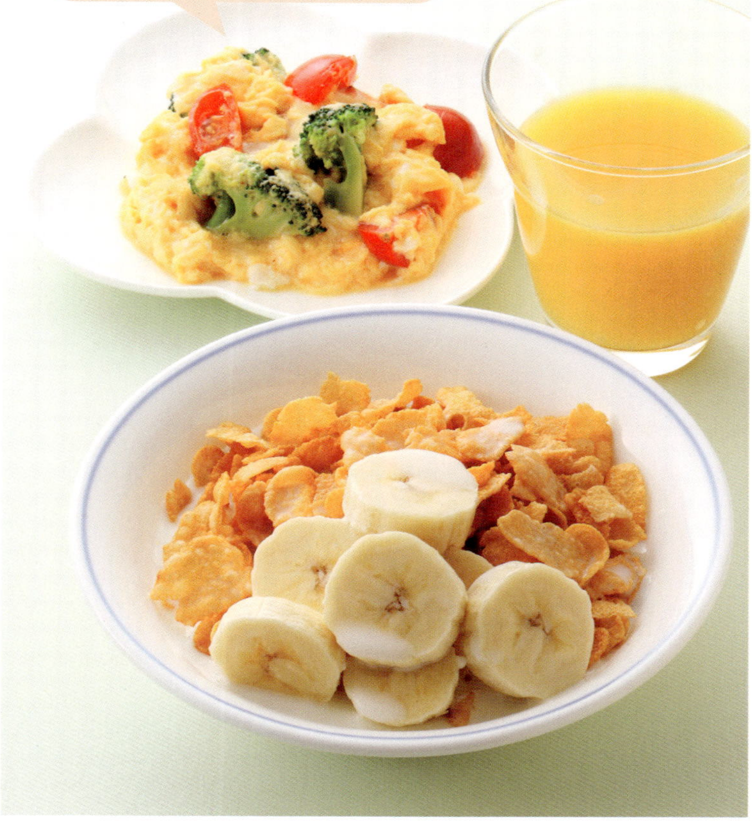

スピード朝食③

不溶性食物繊維 2.4g

チーズとトマトのスクランブルエッグ
バナナシリアルヨーグルト
オレンジジュース

1人分 500kcal／塩分1.5g

チーズとトマトのスクランブルエッグ

材料（1人分）

- a
  - 卵……1個
  - 牛乳……大さじ1
  - 塩……ミニスプーン¼
  - こしょう……少量
- とけるチーズ（細切り）……10g
- ミニトマト……30g
- サラダ油……小さじ½
- 冷凍ブロッコリー……30g

1 ボールにaを混ぜ合わせ、チーズを加える。
2 フライパンに油を熱し、凍ったままのブロッコリーを入れてふたをしていためる。ミニトマトをくし形に切って加えていため合わせ、**1**を流して大きく混ぜて半熟状に仕上げる。

バナナシリアルヨーグルト

材料（1人分）

- コーンフレーク……25g
- バナナ……50g
- 飲むヨーグルト……200g

器にコーンフレークを入れてバナナを輪切りにしてのせ、飲むヨーグルトをかける。

●**オレンジジュース**（1人分）……¾カップ

スピード朝食に便利な食材

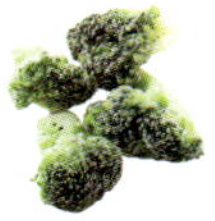

冷凍ブロッコリー
小房の状態で冷凍。いため物やスープ、サラダなどさまざまな料理に利用できます。

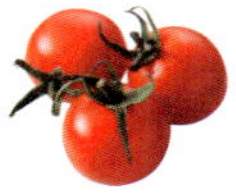

ミニトマト
包丁いらずで食べられるお手軽食材。加熱して食べるなら冷凍しておいてもOK。

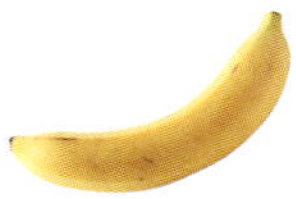

バナナ
手間いらず朝食の定番食材です。エネルギー源になり、消化もよい。

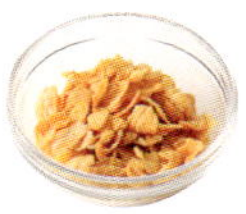

シリアル
長期保存がきく。食物繊維の少ないシンプルなものを選びましょう。

簡単に作れるスピード弁当

スピード弁当❶ 不溶性食物繊維 3.3g

ロールパンサンド2種
温野菜の和風サラダ
飲むヨーグルト

1人分 531kcal／塩分3.1g

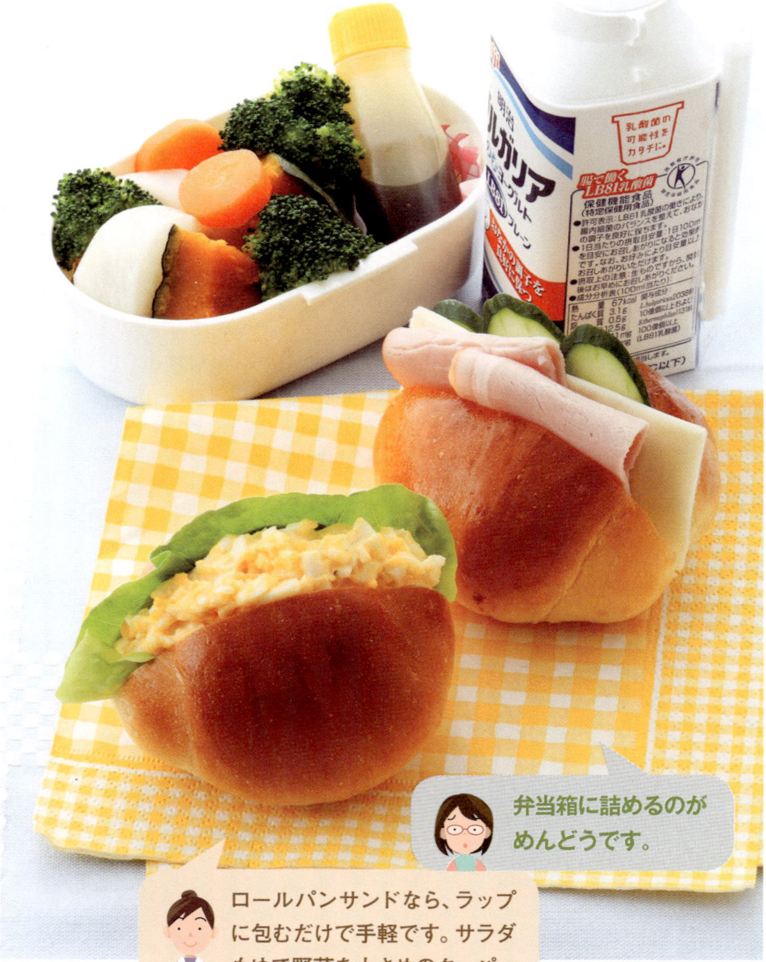

弁当箱に詰めるのがめんどうです。

ロールパンサンドなら、ラップに包むだけで手軽です。サラダもゆで野菜を小さめのタッパーに入れるだけ。飲み物にヨーグルトを添えれば栄養のバランスも整います。

ロールパンサンド2種

材料（1人分）

ロールパン		2個（60g）
ロースハム		1枚（17g）
スライスチーズ		$\frac{1}{2}$枚（9g）
きゅうり（斜め薄切り）		3切れ（10g）
ゆで卵		$\frac{1}{2}$個分
a	マヨネーズ	小さじ1
a	塩	ミニスプーン$\frac{1}{4}$
a	こしょう	少量
サラダ菜		1枚（3g）

1 ロールパンに切れ目を入れ、1個には、ハム、チーズ、きゅうりをはさむ。
2 ゆで卵は細かく刻み、ボールに入れてaであえ、もう1個のロールパンにサラダ菜とともにはさむ。

調理メモ
パンが乾かないようにラップに包んで持参するとおいしさが長持ちします。

温野菜の和風サラダ

材料（1人分）

かぼちゃ（角切り）		50g
ブロッコリー（小房）		25g
かぶ（くし形切り）		20g
にんじん（輪切り）		10g
a	しょうゆ・酢	各小さじ1
a	砂糖	小さじ$\frac{1}{5}$
a	こしょう	少量
a	だし	小さじ1

1 野菜はそれぞれ一口大にして耐熱皿に並べ、ラップをふんわりとかけて電子レンジで3～4分加熱する。
2 あら熱がとれたら器に詰め合わせ、aを携帯用容器に合わせて添える。

●**飲むヨーグルト**……1本（200mℓ）

忙しい朝にもお弁当を作るにはどうしたらいい？

前の日の晩のおかずを多く作ってお弁当に活用するといいですね。すりごま、青のり粉、ゆかりなど、色と味のアクセントになる調味食材を用意しておくのもポイントです。

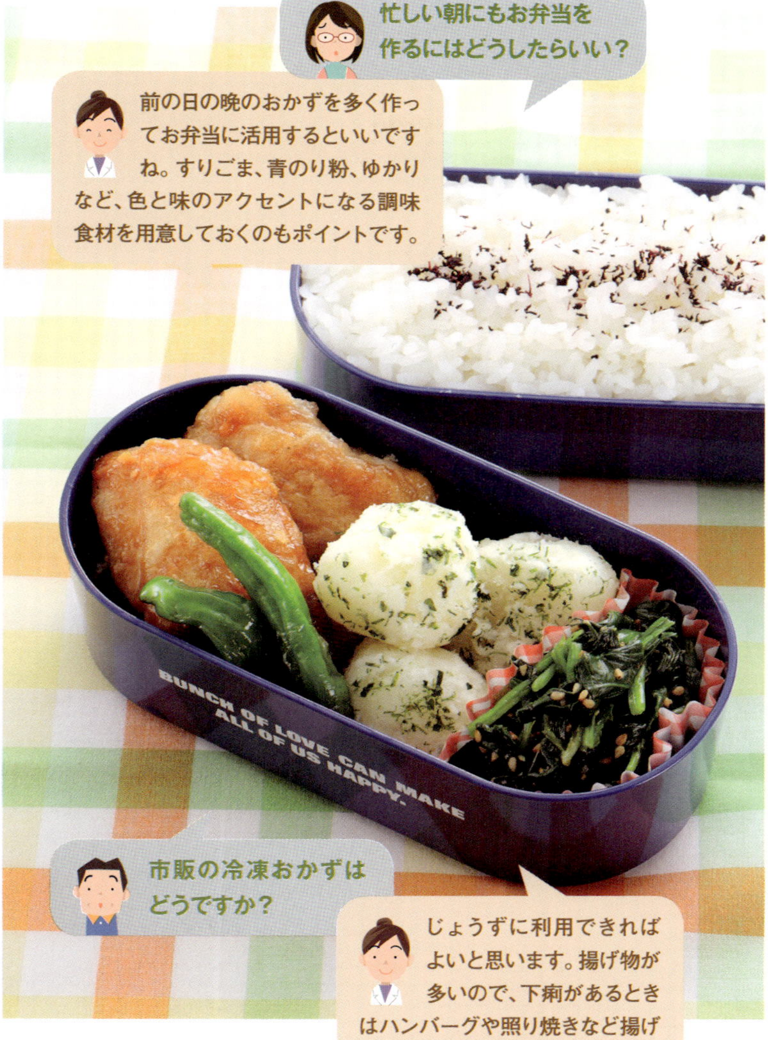

市販の冷凍おかずはどうですか？

じょうずに利用できればよいと思います。揚げ物が多いので、下痢があるときはハンバーグや照り焼きなど揚げていないものを選びましょう。

スピード弁当❷

不溶性食物繊維 3.0g

鶏肉のみそ照り焼き・ししとう添え
ほうれん草のごまあえ
粉吹き芋の青のりあえ
ゆかりごはん

1人分 652kcal／塩分2.7g

鶏肉のみそ照り焼き・ししとう添え

材料（1人分）

鶏もも肉……80g
塩……ミニスプーン1/4
こしょう……少量
かたくり粉……少量
サラダ油……小さじ1
a［しょうゆ・みそ……各小さじ2/3
　 みりん・酒……各小さじ1
ししとうがらし……2個

1 鶏肉は2つに切り、塩とこしょうをすり込み、かたくり粉をまぶす。
2 フライパンに油を熱して**1**を皮目から入れて両面に焼き色をつける。あいているところにししとうがらしを入れて転がしながら焼く。
3 ししとうがらしをとり出し、aを加えて鶏肉にからめ、ふたをして火を弱め、火が通るまで蒸し焼きにする。

粉吹き芋の青のりあえ

材料（1人分）

じゃが芋……60g
塩……小さじ1/5
青のり粉……少量

1 じゃが芋は皮をむいて一口大に切り、なべに入れて水をひたひたに注ぎ、塩を加えて火にかける。煮立ったら中火にしてゆでる。
2 火が通ったらゆで汁を捨てて弱火にかけ、粉が吹くまで転がし、青のり粉をまぶす。

調理メモ

前の晩にじゃが芋をゆでて粉吹きにするところまですませておく。

ほうれん草のごまあえ

材料（1人分）

ほうれん草……60g
a［しょうゆ……小さじ2/3
　 砂糖……小さ1/2
　 白すりごま……小さじ1

1 ほうれん草は熱湯でゆでて水にとって絞り、3cm長さに切る。
2 ボールにaを合わせてよく混ぜ、ほうれん草をあえる。

調理メモ

作り方**1**まで前の晩にすませて冷蔵庫に入れておくと朝はあえるだけで簡単。

ゆかりごはん

材料（1人分）

ごはん……200g
ゆかり（市販品）……少量

忙しいときのお助けメニュー

あると安心、手作りストック食品

毎日、料理を作る時間がない、という忙しいかたにおすすめしたいのは手作りストック食品です。アレンジしやすく保存がきく２品を紹介します。

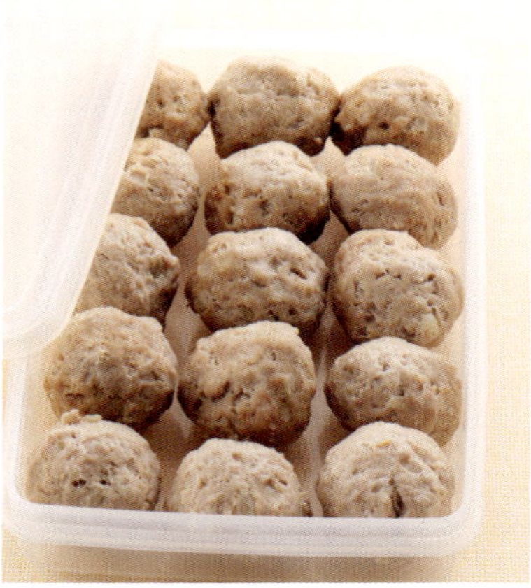

◎肉団子

不溶性食物繊維 0g

材料（作りやすい量／15個分）

豚ひき肉……………………200g
塩……………………小さじ⅕
こしょう……………………少量
玉ねぎのみじん切り……¼個分（50g）
しょうが汁……………………小さじ½
a ┌ 卵……………………½個
　│ かたくり粉……………………大さじ1
　└ みりん・しょうゆ……各小さじ1

1個分36kcal／塩分0.1g

1 ボールにひき肉と塩、こしょうを合わせて粘りけが出るまで練り、玉ねぎとしょうが汁、aを加えてさらによく練り混ぜ、15等分にして丸める。
2 なべに湯を沸かし、あればしょうがの皮やねぎの青い部分、酒を加え、**1**をゆでる。
3 あら熱がとれたら、密閉容器か密封ポリ袋に入れて保存する。

不溶性食物繊維 0.8g

“肉団子”を使ってアレンジ

肉団子と野菜の甘酢あん

材料（1人分）

肉団子……………………3個
ピーマン（乱切り）…½個（15g）
パプリカ（赤、乱切り）…½個（25g）
玉ねぎ（くし形切り）…⅛個（25g）
サラダ油……………………小さじ1
a ┌ 酢・しょうゆ……各大さじ½
　│ 砂糖……………………小さじ½
　│ トマトケチャップ……小さじ1
　│ 水……………………大さじ1
　└ かたくり粉……………小さじ⅓

1人分188kcal／塩分1.9g

1 フライパンに油を熱して野菜をいため、しんなりしたら肉団子を加えていため合わせる。
2 aを加えてとろみがつくまで煮る。

［アレンジメニューのヒント］

野菜と煮込んで和洋中のスープ煮に。カレーやおでんにもおすすめです。

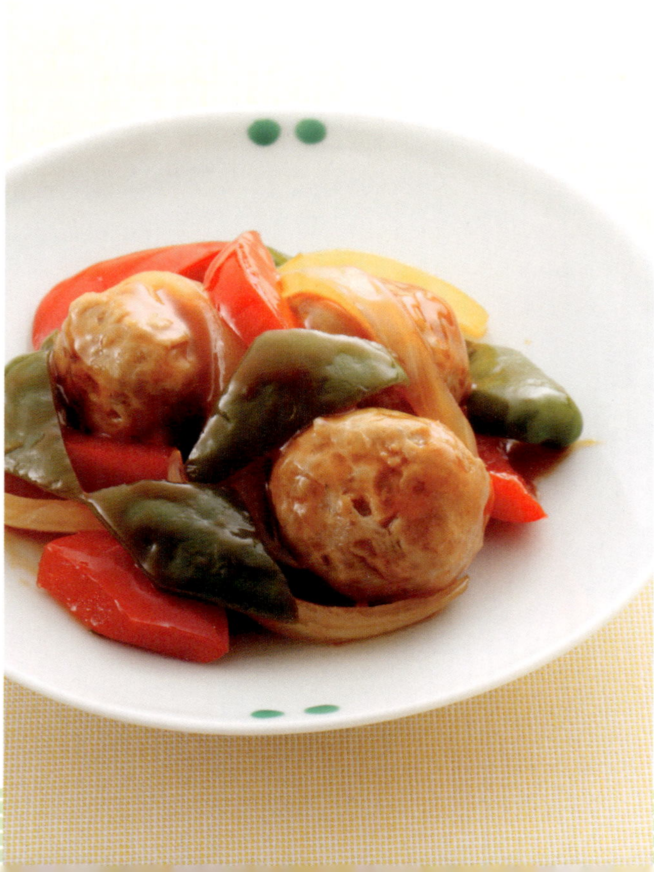

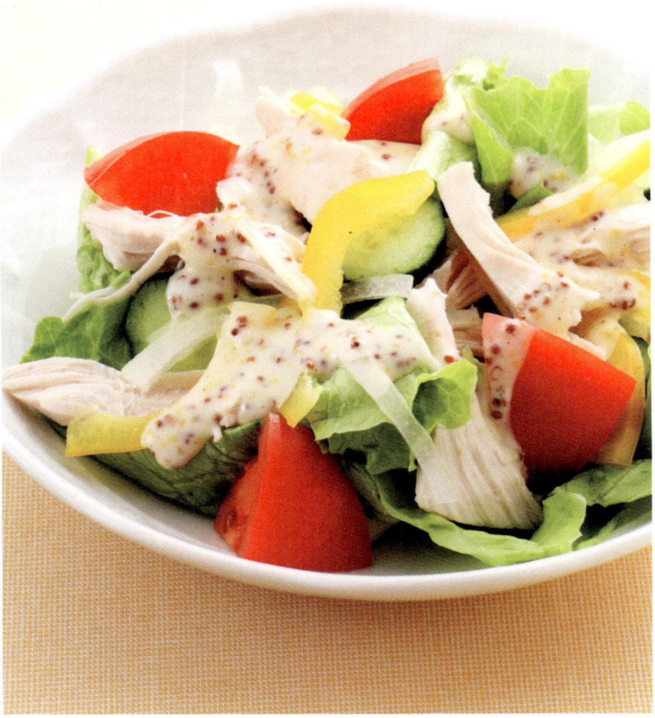

不溶性食物繊維 1.1g

"蒸し鶏"を使ってアレンジ

蒸し鶏のハニーマスタードサラダ

材料（1人分）

蒸し鶏……………………… 70g
レタス（ちぎる）…………… 30g
きゅうり（小口切り）……… 25g
トマト（乱切り）…………… 40g
パプリカ（黄、薄切り）…… 20g
玉ねぎ（薄切り）…………… 15g
a［マヨネーズ………… 大さじ½
　粒マスタード……… 小さじ½
　はちみつ…………… 小さじ¼
　こしょう…………………… 少量

1人分196kcal／塩分0.7g

1 蒸し鶏は食べやすく手で裂いてほぐす。
2 器に野菜と蒸し鶏をざっとあえて盛り、aを合わせてかける。

［アレンジメニューのヒント］

いため物、スープ、めん類、パスタにおすすめ。仕上げに加えるようにすると肉がやわらかく仕上がります。

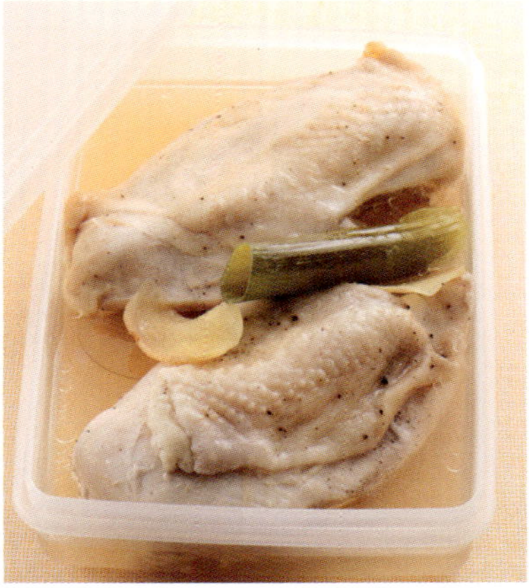

◎蒸し鶏

不溶性食物繊維 0.1g

材料（作りやすい量）

鶏胸肉………………… 2枚（400g）
塩……………………………… 小さじ½
こしょう……………………………少量
酒……………………………… 大さじ2
しょうがの薄切り………………… 1枚
ねぎの青い部分………………… 5cm

1枚分386kcal／塩分1.4g

1 鶏肉は余分な脂身や筋を除き、水けをふき、両面に塩とこしょうをすり込む。
2 1を耐熱皿に皮を上にして広げて並べ、酒をふってしょうがとねぎをのせる。ラップをふんわりかぶせ、電子レンジで6分加熱する。
3 とり出してラップを鶏肉にぴったりはりつけてそのままさます。

調理メモ

蒸し汁ごと密閉容器に入れて冷蔵庫に保存すれば、3〜4日は持つ。冷凍する場合は、蒸し汁をきって冷凍用ポリ袋に入れるとよい。

市販品で作る お手軽メニュー

仕事に戻って忙しくなると、食事作りに負担を感じるときもあるでしょう。そんなときは市販の加工食品を活用しても。買いおきできる加工品をアレンジしました。

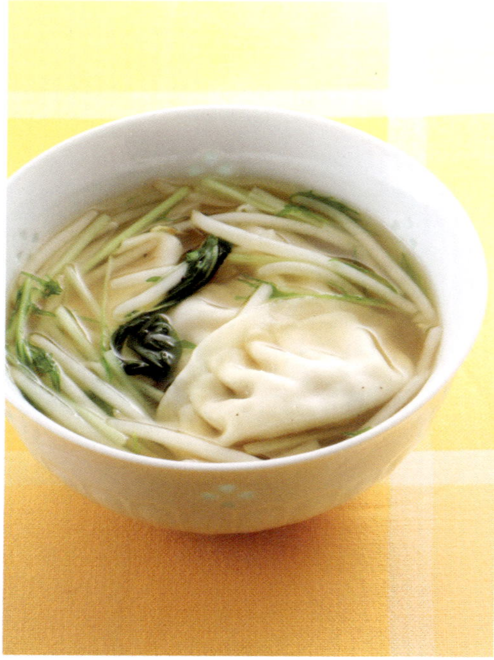

不溶性食物繊維 0.8g

冷凍ギョーザともやしのスープ

材料（1人分）

冷凍ギョーザ…………4個（80g）
もやし…………………¼袋（50g）
水菜（3㎝長さに切る）…………10g
a［水…………………………1¼カップ
　 顆粒鶏がらだし………小さじ¼
b［塩…………………………小さじ⅕
　 しょうゆ…………………小さじ½
　 こしょう……………………少量

1人分 171㎉／塩分2.7g

なべにaを煮立て、ギョーザを凍ったまま入れ、再び煮立ったらもやしと水菜を加える。野菜に火が通ったらbで味を調える。

冷凍ギョーザ

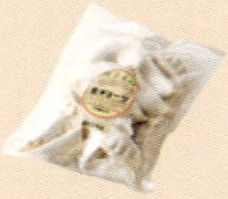

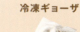

チルド製品もありますが、冷凍品のほうが好きなだけ使って、残りは長期保存ができるので便利。メインのおかずはもちろん、スープやなべの具に利用できて便利です。

サンマのかば焼き缶と小松菜の煮浸し

不溶性食物繊維 1.9g

材料（2人分）

サンマのかば焼き缶（汁けをきる）
…………小1缶分（固形量80g）
小松菜（4㎝に切る）…………100g
ねぎ（斜め薄切り）………………20g
しょうが（細切り）…………………1g
a［だし…………………大さじ5⅓
　 酒………………………大さじ1
塩………………ミニスプーン½弱

1人分 203㎉／塩分1.7g

1 サンマは一口大に切る。
2 なべにaとしょうがを入れて煮立て、小松菜とねぎ、1を入れて野菜がしんなりするまで煮、塩で味を調える。

サンマのかば焼き缶

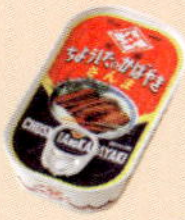

1缶でサンマ1尾分近く入っています。小骨ごと食べられるのでカルシウム満点。

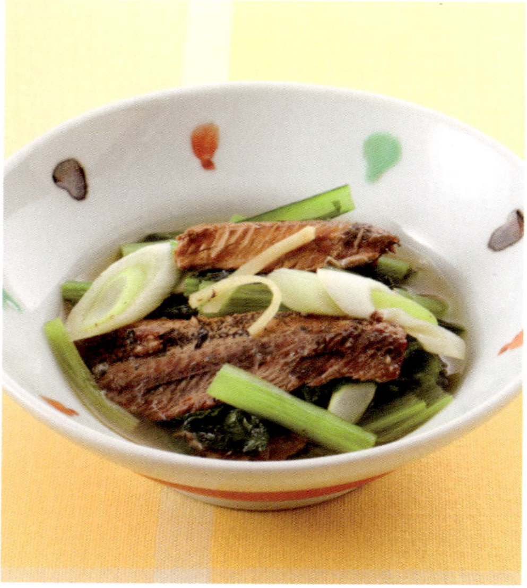

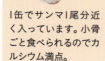

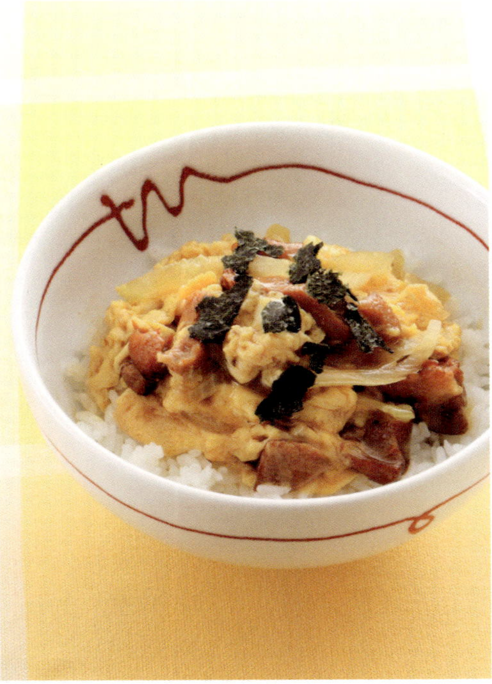

焼きとり缶で親子丼

不溶性食物繊維 0.7g

材料（1人分）

焼きとり缶……………1缶（95g）
とき卵……………1個
玉ねぎ……………⅛個（25g）
おろししょうが……………少量
a ┌水……………⅖カップ
　│酒……………大さじ1
　└しょうゆ……………小さじ1
ごはん……………150g
もみのり……………少量

1人分 519kcal／塩分3.1g

1 玉ねぎは8㎜幅の半月切りにしてフライパンに入れ、aを加えて透き通るまで煮る。
2 **1**に焼きとりを缶汁ごと加えておろししょうがを落とす。煮立ったらとき卵を回し入れ、ふたをして火を消し、好みの加減に火を通す。
3 器にごはんを盛って**2**をのせ、もみのりを散らす。

焼きとり缶

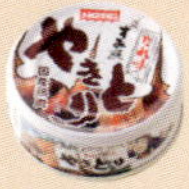

味が鶏肉にしっかりしみ込んでいるので、親子丼は調味料をほとんど足さずに仕上げます。

不溶性食物繊維 1.9g

サケ缶でチャンチャン焼き

材料（1人分）

サケの水煮缶（汁けをきる）
……………小1缶分（90g）
キャベツ（ざく切り）……………30g
玉ねぎ（半月切り）……………20g
ピーマン（半月切り）……………15g
にんじん（短冊切り）……………10g
a ┌みそ……………小さじ2
　│みりん……………小さじ1
　└白すりごま……………小さじ1

1人分 223kcal／塩分2.0g

1 アルミホイルを25㎝角に切って広げ、野菜をざっと混ぜながら置き、缶汁をきったサケをのせる。最後に、aを混ぜ合わせて点々と置き、ホイルの縁を合わせて密封する。
2 高温に熱したオーブントースターで10分焼く。野菜がしんなりすればよい。

サケの水煮缶

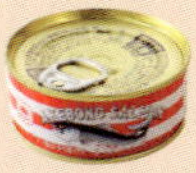

サケ缶はたんぱく質はもちろん、n-3系脂肪酸が豊富。サケ特有のくせはみそやしょうゆを使うとうま味に変身します。

調理メモ

野菜は、いためもの用のカット野菜を利用するとさらに手軽です。

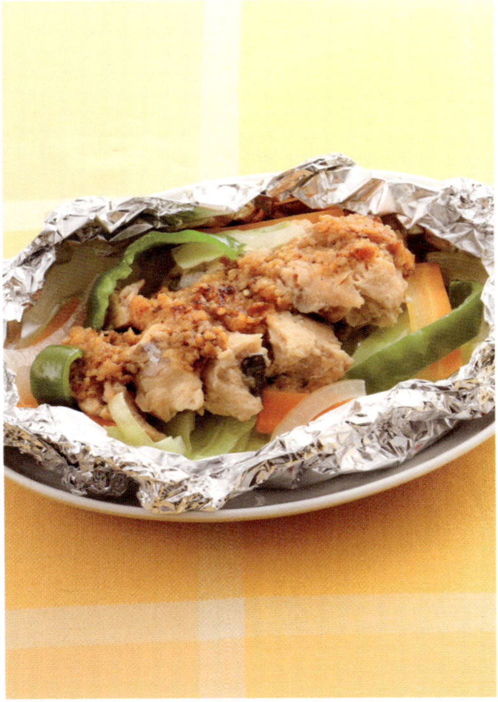

中食・外食の
選び方、食べ方アドバイス

手軽に弁当を買ったり、外食するときも、「おいしそう」「食べたい」だけでなく、「おなかにやさしい」かどうかも考えて選びましょう。77ページからは、身近なメニューを例に、食べるときに注意したいことも紹介します。

●症状ごとの食べ方と基本の量を覚えましょう

おなかがはるとき

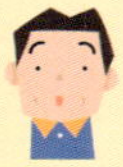

野菜、海藻、きのこなど食物繊維の多い食材は控えましょう。おにぎりやサンドイッチ、どんぶり物など、主食中心のメニューを選び、おなかの調子に合わせて⅓量～半分程度にしましょう。

下痢のとき

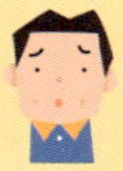

脂質の多い揚げ物や食物繊維の多い食材、刺激の強い辛味を控えましょう。中食ならおにぎり、サンドイッチ、外食なら温かいうどんなどを選び、よくかんでゆっくり食べましょう。

なにも症状がないとき

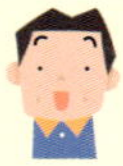

● 術後１か月までは

１食300kcal程度を目安にします。市販のお弁当にはエネルギー量が表示されているので、参考にしましょう。外食は少なめのもので１人分600kcalくらいなので、「半分残す」イメージで食べるとよいでしょう。

● 術後１か月～１か月半まで

食べられる量が増えてきたら、お弁当類は400～500kcalくらいを目安に。外食は「⅓量残す」を目安に。残すのはまず野菜料理、次にごはんなどの主食が多いときは残します。

中食の選び方・食べ方

コンビニやスーパーでの選び方、食べ方の基本です。弁当の食べ方は、外食店の和定食にも通じるので参考にしてください。

おにぎり・サンドイッチなど

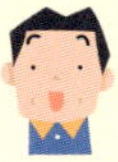

なにも症状がないとき

［ おすすめの組み合わせ ］

おにぎり 1個 ＋ から揚げ ＋ インスタント豚汁

サンドイッチ ＋ サラダ ＋ ヨーグルト

食べすぎないように量に注意しましょう。

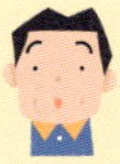

おなかがはるとき

［ おすすめの組み合わせ ］

サンドイッチ 卵・ツナ ＋ 一口チーズ ＋ ヨーグルト

野菜の多い商品は控えます。

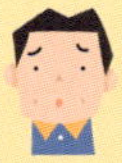

下痢のとき

［ おすすめの組み合わせ ］

おにぎり1個 サケ、ツナ、そぼろなど ＋ インスタントみそ汁※ ＋ ゼリー飲料（栄養機能性食品）

脂質の多い商品は控えます。

※豆腐や麩、わかめやきのこは避けましょう。

弁当

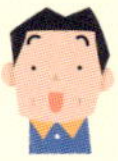

なにも症状がないとき

肉と魚のおかずは全量食べます。野菜のおかずとごはんは、術後1か月はそれぞれ半分、1か月半以降は$\frac{1}{3}$量残しましょう。

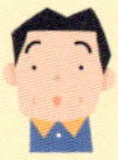

おなかがはるとき

根菜の煮物、ひじき煮、きんぴらごぼうなどの煮物は味見くらいにとどめ、あとは残しましょう。ごはんも半分くらいにして様子を見ましょう。のりも避けたほうが安心です。

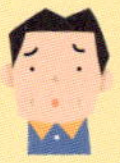

下痢のとき

揚げ物を避けて、焼き魚や卵焼きなど油の少ないメニューを選びます。根菜の煮物、ひじきの煮物、きんぴらごぼうは残します。辛いものがあるときは控えめに。食後のコーヒーはノンカフェインの麦茶などに。

外食の選び方・食べ方

外食では量が多くなりがちです。体調に合わせて残す量を決めましょう。また、ゆっくり食べられる雰囲気のお店を選ぶのがおすすめです。周りにつられて早食いにならないよう意識して食べましょう。

ファミレスで

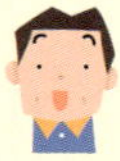

なにも症状がないとき

どのメニューも術後1か月なら半分、1か月半以降は⅓量残す、という基本を守ればよいでしょう。よくかんでゆっくり食べることも忘れずに。

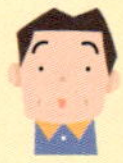

おなかがはるとき

[おすすめメニュー]

- ○ オムライス
- ○ ハンバーグ
- ○ スパゲティ
- ○ 定食
- ○ 丼物

おなかの状態をみながら、半分から⅓量くらい残しましょう。

[できれば控えたいメニュー]

- × きのこハンバーグ
- × きのこスパゲティ
- × 海藻サラダ

きのこや海藻を使った料理は控えましょう。

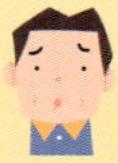

下痢のとき

[おすすめメニュー]

- ○ 雑炊
- ○ 親子丼
- ○ 和定食

脂質が少ない和風の料理がおすすめです。

[できれば控えたいメニュー]

- × ドリア
- × グラタン
- × ハンバーグ
- × カレー
- × 揚げ物

脂肪が多いメニューはおすすめできません。

そば・うどん屋で

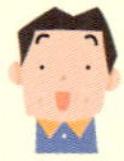

なにも症状がないとき

めんと野菜を⅓量残すようにしましょう。めん類は早食いになりやすいので、ゆっくりよくかむことを意識しましょう。

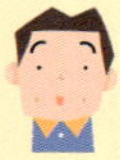

おなかがはるとき

[おすすめメニュー]

そばよりうどんがおすすめです。おなかのはりに合わせて⅓〜½量残すようにしましょう。

[できれば控えたいメニュー]

- × 山菜そば（うどん）
- × わかめうどん

食物繊維が多いメニューはできれば控えましょう。

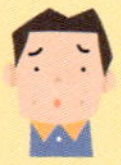

下痢のとき

[おすすめメニュー]

- ○ 釜揚げうどん
- ○ かけうどん
- ○ 月見うどん

そばよりうどんがおすすめです。よくかんで食べましょう。⅓〜½量残しましょう。

[できれば控えたいメニュー]

- × 天ぷらそば（うどん）
- × カレーうどん

脂質が多いメニューは、できれば控えましょう。

焼き肉屋で

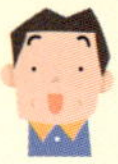

なにも症状がないとき

いつもの食事量と照らし合わせながら食べて、術後1か月なら半分、1か月半以降は$\frac{1}{3}$量残す、という基本を守るよう心がけましょう。ホルモンは、少量をよくかんでゆっくり食べるように注意します。

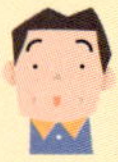

おなかがはるとき

[おすすめメニュー]

- ○ 焼き肉定食
- ○ ロース焼き肉
- ○ クッパ
- ○ チヂミ

焼き肉定食はわかめスープ以外はOKです。

[できれば控えたいメニュー]

- × わかめスープ
- × ナムル
- × 焼き野菜
- × 冷めん

冷めんはかみにくく、おなかを冷やすので注意します。

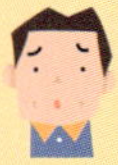

下痢のとき

[おすすめメニュー]

- ○ ロース焼き肉
- ○ クッパ
- ○ チヂミ

半分から$\frac{1}{3}$くらいを目安に食べましょう。

[できれば控えたいメニュー]

- × カルビ焼き肉
- × チゲ
- × キムチ

脂質の多いもの、辛いものはできるだけ控えましょう。

中国料理店で

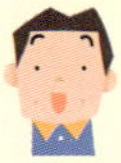

なにも症状がないとき

術後1か月なら半分、1か月半以降は$\frac{1}{3}$量残す、という基本を守りましょう。ただし、野菜中心のメニューは控えめに。とくに竹の子、しなちく、きのこ、ナッツ類は残すほうが安心です。

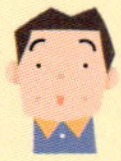

おなかがはるとき

[おすすめメニュー]

- ○ カニ玉
- ○ チャーハン
- ○ シューマイ
- ○ ギョーザ
- ○ エビチリ

食べる量はおなかの状態をみながら控えめに。

[できれば控えたいメニュー]

- × 青椒肉絲
- × 八宝菜
- × 野菜いため
- × タンメン
- × 中華丼

野菜がたっぷりのメニューは食物繊維が多いので、できれば控えましょう。

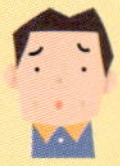

下痢のとき

[おすすめメニュー]

- ○ カニ玉
- ○ 天津丼
- ○ シューマイ
- ○ 中華がゆ
- ○ コーンスープ

揚げ物以外の料理にしましょう。

[できれば控えたいメニュー]

- × 酢豚
- × 麻婆豆腐
- × チャーシューめん
- × タンめん

脂質が多いメニューと辛いメニューは控えましょう。

ファストフード店で

なにも症状がないとき

シンプルなハンバーガーとフライドポテトSサイズ、ドリンクのセットくらいの量なら食べてもだいじょうぶです。

おなかがはるとき

コーラなど、炭酸飲料は避けましょう。

下痢のとき

ポテトやコーラなど炭酸飲料は避けましょう。

Column 「お酒は飲んでいいの？」

患者さんから飲酒についてよく聞かれます。手術後の経過に合わせたお酒の楽しみ方を紹介しますので参考に。

❶ 術後１か月まで

この時期は傷の回復のために食事をきちんととることを優先し、お酒を習慣的に飲むことは控えましょう。たまにつき合いで飲む程度ならかまいません。おなかがはるときはビールや発泡酒、サワーなど、炭酸系のものは控えておきましょう。

また、入院中禁酒にしていることで、アルコールに弱くなっていることが多いので、いままでと同じペースではなく、飲む量は少量から始めて、ゆっくりと楽しむようにしましょう。

❷ 術後１か月以降

おなかの痛み、下痢があるときは控えましょう。おなかのはりを感じるときは、ビールや発泡酒など、炭酸系のものを控えます。

そうした症状がなければ、アルコールを飲んでもかまいませんが、多くなりすぎないように、お酒は楽しみ程度にするようにしましょう。

居酒屋で

なにも症状がないとき

食べすぎないように飲みすぎないように注意しましょう。大皿盛りでは自分の適量がわかりにくいので、自分のとり皿にいつも食べている量をとり分け、追加しないようにするなど、くふうしましょう。

おなかがはるとき

[おすすめメニュー]

○豆腐料理　○卵焼き　○焼きとり　○焼き魚　○天ぷら

刺し身は体力が回復していれば食べてもかまいません。

[できれば控えたいメニュー]

×枝豆　×漬け物　×サラダ　×きんぴら　×ビール

食物繊維の多いつまみは控えて。飲み物は炭酸飲料は避けましょう。

下痢のとき

[おすすめメニュー]

○豆腐料理　○卵焼き　○焼きとり　○焼き魚　○焼きうどん

たんぱく質を補うメニューや腸にやさしいものを。

[できれば控えたいメニュー]

×枝豆　×漬け物　×サラダ　×きんぴら　×ビール

食物繊維が多いもの、脂質が多いもの、炭酸飲料は控えましょう。

家庭でお酒を楽しむときの おすすめおつまみ

簡単に作れて、おなかにやさしい料理です。

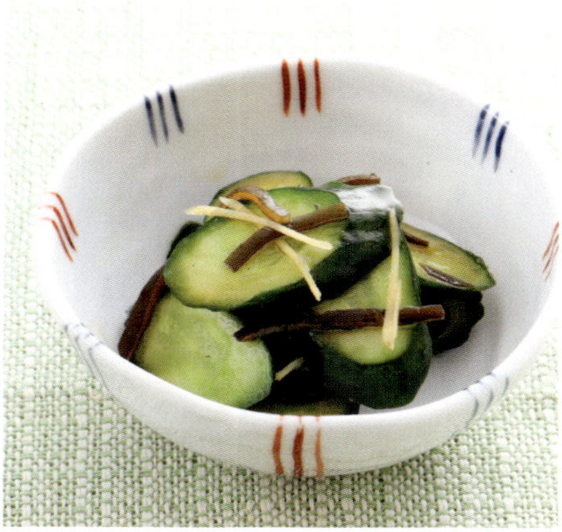

きゅうりのうま味漬け

不溶性食物繊維 0.3g

材料（1人分×5回分）

きゅうり……… 2本（160g）
しょうがのせん切り……… 2g
塩昆布……………………… 5g
塩…………… ミニスプーン1
酢…………………… 小さじ½

1人分 6kcal／塩分0.4g

1 きゅうりは8mm厚さに斜め薄切りにし、ポリ袋に入れてしょうが、塩昆布、塩、酢を加えてよく混ぜ、空気を抜いて密封し、20～30分おく。
2 水けをしぼって器に盛る。

白身魚のカルパッチョ

不溶性食物繊維 0.3g

材料（1人分）

白身魚の刺し身（写真はタイ）
………………………… 40g
玉ねぎ（薄切り）…… ⅛個（20g）
トマト（5mm角に切る）… 10g
青じその葉（5mm角に切る）… 1枚
a ┌ オリーブ油…… 小さじ1
　 │ レモン汁・しょうゆ
　 │ ……………… 各小さじ½
　 └ こしょう …………… 少量

1人分 128kcal／塩分0.5g

1 白身魚は薄くそぎ切りにして器に盛る。
2 玉ねぎは水にさらして水けをきり、**1**にのせる。
3 ボールにaを合わせてトマトと青じそを混ぜ、**2**にかける。

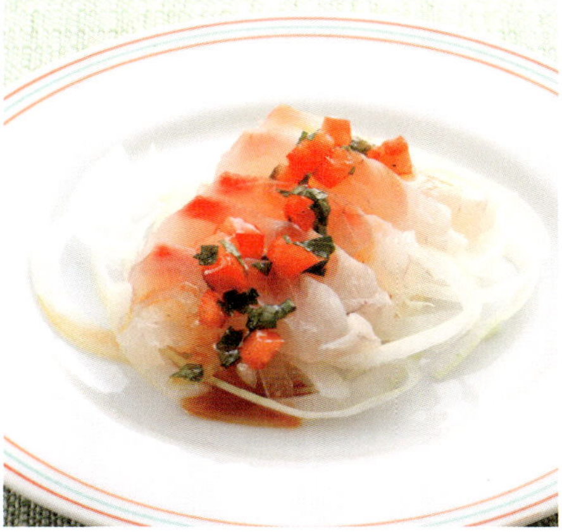

鶏ハム

不溶性食物繊維 0.1g

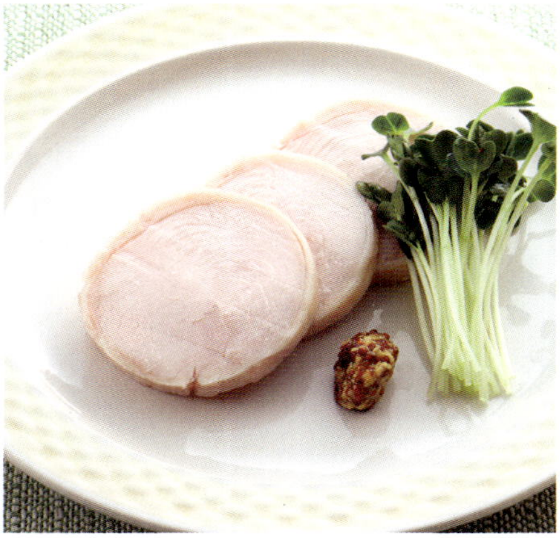

材料（1人分×5回分）

鶏胸肉……… 1枚（270g）
a ┌ 酒……………… 大さじ1
　 └ 塩・砂糖…… 各小さじ½
貝割れ大根（1人分）…… 7g
粒入りマスタード（1人分）
……………………… 小さじ⅓

1人分 111kcal／塩分0.6g

食べ方
めん類やスープの具に、焼き豚やハムの代わりに重宝。いため物、サラダにも。

1 鶏肉は余分な脂身を除いて両面にaをもみ込む。ラップに皮目を下にして広げ、端からきっちり丸めながら包み、両端をねじって密封する。さらにラップをかけて2重に包む。
2 なべに**1**を入れて水をかぶるまで加え、ふたをして火にかけ、煮立ったら弱火にして5分ゆでる。指で押してかたくなったら火を消してそのままさます。
3 ラップをはずして輪切りにして器に盛り、貝割れ大根と粒マスタードを添える。

食物繊維の働きと食べ方を知っておきましょう

食物繊維には“不溶性”と“水溶性”があります

食物繊維は、水に溶けない不溶性食物繊維と水に溶ける水溶性食物繊維があります。不溶性食物繊維は、穀物や野菜、果物の皮などに多く含まれます。水溶性食物繊維は、野菜や果物、こんにゃくに多く含まれます。

不溶性食物繊維と水溶性食物繊維とでは、体内での働きが異なります。不溶性食物繊維は便を増やし、腸の蠕動運動を促して便通を促します。水溶性食物繊維は、腸内の余分な水分を吸収して便をやわらかくします。

術後しばらくは、不溶性食物繊維は控えめに

食物繊維の不足は、大腸がんの一因とされています。しかし、大腸がんの術後は食物繊維を控える食事療法が重要です。腸の動きが悪いときに便の材料となる不溶性食物繊維をたくさんとると、腸閉塞を招く危険性があるからです。

・どの食品にも水溶性食物繊維と不溶性食物繊維は含まれます

水溶性食物繊維なら安心だからこれならと思っても、どの食品にも水溶性と不溶性食物繊維が含まれています。たとえば、ごぼうは水溶性食物繊維を多く含みますが、不溶性食物繊維はさらに多く、水溶性食物繊維の1.5倍近くも含まれています。ほとんどの食品は不溶性食物繊維のほうが多く含まれています。

なお、水溶性食物繊維が多いとされる海藻は、水溶性と不溶性食物繊維の分別がむずかしいため、総量しか示されていません。

・野菜や果物、豆の皮

野菜や果物、豆の皮にも食物繊維は多く含まれています。たとえば、かんきつ類の薄皮です。夏みかんなど大型のものは薄皮を除いても、温州みかんは薄皮ごと食べがちです。この薄皮は不溶性食物繊維が多く含まれます。同じように、皮ごと食べるとうもろこし、ミニトマト、ブルーベリー、さくらんぼ、豆類なども食べすぎに注意しましょう。

・煮ても刻んでもすりおろしても、食物繊維の量は同じ

食物繊維はやわらかく煮ても量は変わりません。同じように、細かく刻んだり、すりおろしたり、ジューサーにかけても、食物繊維の量は同じです。いちばんたいせつなことは量を控えることです。

ストーマをつけた場合の食生活

ストーマを設置すると、ガスやにおいが気になることもあります。外出時などは、86～91ページに紹介した料理を参考にすると安心です。92～94ページでは、ストーマケア専門看護師による生活アドバイス、トラブル相談も掲載しています。

ストーマケア・指導◎松浦信子
（がん研有明病院　看護部WOC支援部　看護師長　WOCナース）

レシピ考案・指導◎高木久美　（がん研有明病院　栄養管理部）

ストーマをつけた場合の食事アドバイス

食事の内容に特定の制限はありません。消化のよい食べ物をバランスよく、が基本です。ただ、ストーマの種類によって便の形状が異なり（13ページ参照）、そのためにトラブルが起こることがあります。便を観察しやすいというストーマのメリットを生かして食事をくふうしましょう。

S状結腸・下行結腸・横行結腸ストーマの場合

●においとガスに注意しましょう

便の状態は、大腸（結腸）による消化作用をどのくらい受けたかで左右されます。結腸ストーマでも、結腸の大部分を通過してくる下行結腸とS状結腸ストーマは、本来の状態に近い固形便が出ます。したがって、においやガスも生じやすいといえます。

気になるときは、においやガスの出にくい食材（85ページ参照）を選びましょう。トイレにこまめに行ったり、脱臭しながらガスを排出するフィルター付き装具を選ぶのも手です。

小腸ストーマの場合

●水分とミネラルを補給しましょう

小腸では水分や電解質が再吸収されないため、小腸ストーマからは水分と電解質を多く含む水様便が排出されます。

水分の多い便が出る場合は、水分とミネラルを補う必要があります。スポーツドリンクやミネラル水、栄養補助食品ゼリー、みそ汁や野菜スープなどを積極的にとりましょう。夏場など汗をかいたときは、特に多めにとらないと脱水症状を招くことがあるので注意します。

●不溶性食物繊維は控えめにしましょう

小腸ストーマでは、未消化の食物が出口に詰まることがあります。とくに不溶性食物繊維の多いこんにゃく、きのこ、海藻、竹の子、豆類などは、食べた形のまま排出されてきます。細かく刻み、よくかんで、一度にたくさん食べないように気をつけましょう。

下痢のときには刺激となるような食品は控えましょう。

下痢のときは水分と電解質の補給やこまめなケアが必要です。さらに下痢を悪化させないよう、アルコール、炭酸飲料、香辛料などの刺激物や脂質、食物繊維、冷たいもののとりすぎに注意しましょう。

ストーマからのガスやにおいに影響する食材

ガスを発生させやすい食品

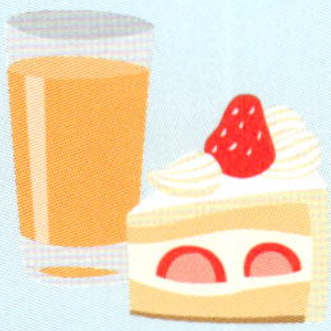

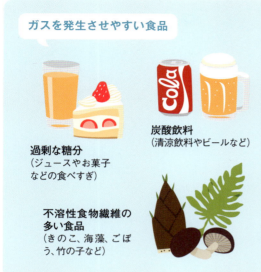

過剰な糖分
（ジュースやお菓子などの食べすぎ）

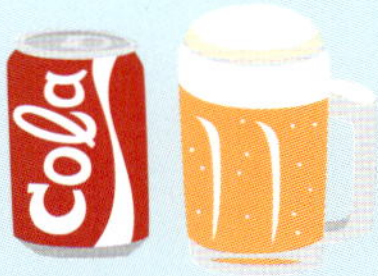

炭酸飲料
（清涼飲料やビールなど）

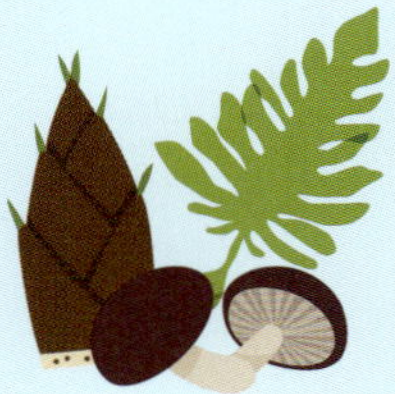

不溶性食物繊維の多い食品
（きのこ、海藻、ごぼう、竹の子など）

ガスの発生を抑える食品

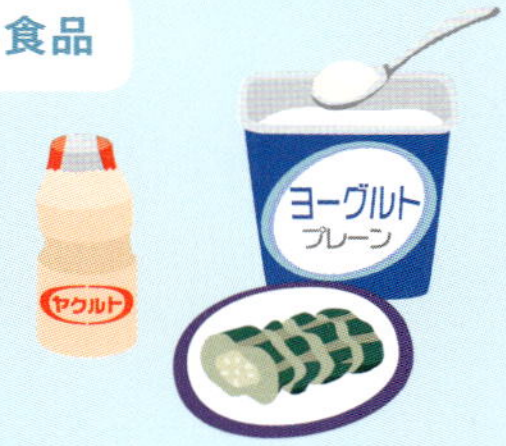

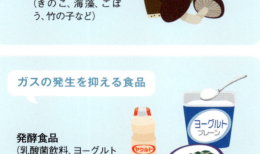

発酵食品
（乳酸菌飲料、ヨーグルトや漬物など）

においを強くする食品

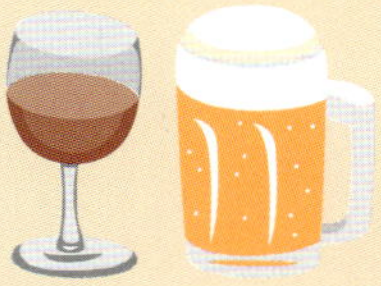

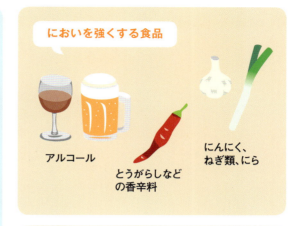

アルコール

とうがらしなどの香辛料

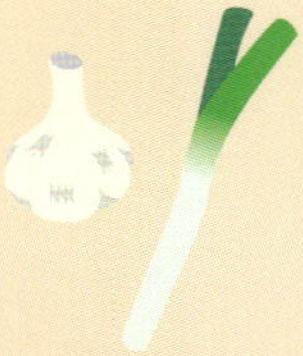

にんにく、ねぎ類、にら

においを抑える食品

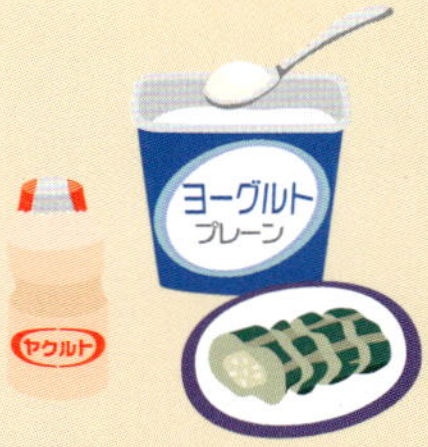

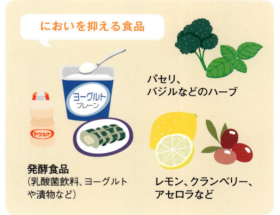

発酵食品
（乳酸菌飲料、ヨーグルトや漬物など）

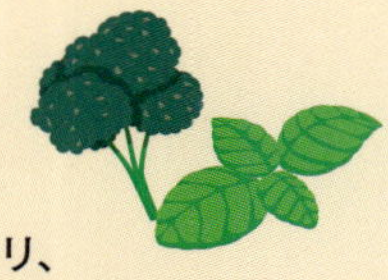

パセリ、バジルなどのハーブ

レモン、クランベリー、アセロラなど

Column ストーマからの排泄便の量を観察して、水分量を調整しましょう

ストーマをつけると、いままで大腸で吸収していた水分が吸収されずに便といっしょに排泄されます。したがって、吸収できない水分を食事や飲み物から余分にとる必要があります。

入院中にストーマからの排泄量を計り、排泄量に合わせて水分を補います。退院後、自宅での生活が始まったら、排泄量を確認して、いつもより多い場合は、その分水分を補給しましょう。排泄量が多い場合は、電解質も不足している可能性があるため、塩や塩あめ、スポーツドリンクのようなもので補うようにします。

水分をプラス

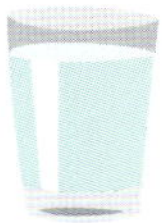

水分

電解質もプラス

スポーツドリンク

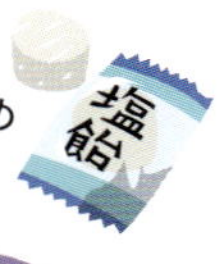

塩あめ

塩

ガスを抑えてくれるメニュー

ガスが出やすい食品は、炭酸飲料、不溶性食物繊維の多い豆や芋、根菜など。積極的にとりたいのは腸内の悪玉菌を減らしてくれる乳酸菌です。ヨーグルトはもちろん、乳酸発酵した漬け物もおすすめです。

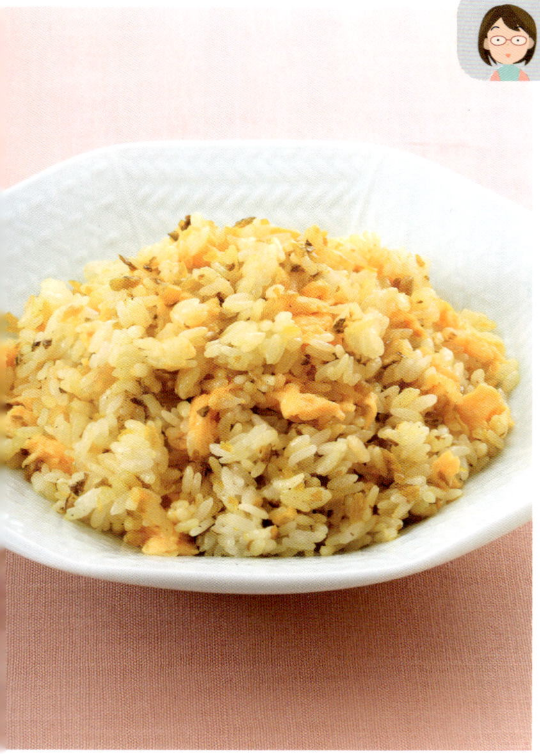

漬け物ならなんでもいいの？

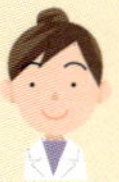

ぬか漬けや白菜漬けをはじめとした発酵漬け物には乳酸菌が含まれており、ガスのもととなる悪玉菌を減らす働きをします。高菜の古漬け、すぐき漬け、しば漬けなども同様です（浅漬けや酢漬け、梅干しは発酵漬け物ではありません）。ただ、野菜のとりすぎには注意が必要です。

不溶性食物繊維 1.7g

高菜漬けと卵のチャーハン

材料（1人分）

- ごはん……150g
- 高菜の古漬け（刻んだもの）……30g
- 卵……1個
- サラダ油……小さじ1½
- a
  - しょうゆ……小さじ½
  - 塩……少量
  - こしょう……少量

1人分 403㎉／塩分2.5g

1 フライパンに油を熱し、汁けを絞った高菜漬けをいためる。

2 卵を割りほぐして加え、大きく混ぜて半熟状にし、ごはんを加えてパラリとするまでいため、aで調味する。

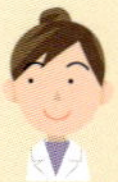

オリゴ糖は乳酸菌のエネルギー源となるため、いっしょにとると乳酸菌の働きが活発になります。このレシピではオリゴ糖と乳酸菌を混ぜたレシピとなっています。オリゴ糖がなければはちみつでも。

不溶性食物繊維 0g

ラッシー

材料（1人分）

- 乳酸菌飲料……1本（65mℓ）
- 牛乳……¼カップ
- プレーンヨーグルト……¼カップ
- オリゴ糖シロップ……小さじ1

1人分 138㎉／塩分0.1g

材料をすべて混ぜ合わせ、グラスに注ぐ。

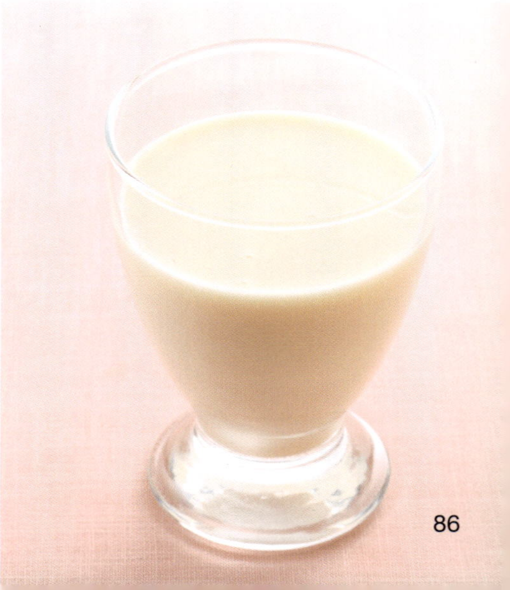

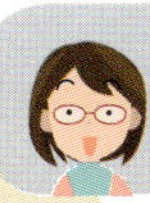

プレーンヨーグルトなら何でもいいですか？

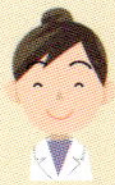

乳酸菌やビフィズス菌が生きたまま腸まで届くヨーグルトを選びましょう。特定保健用食品「トクホ」もおすすめです。

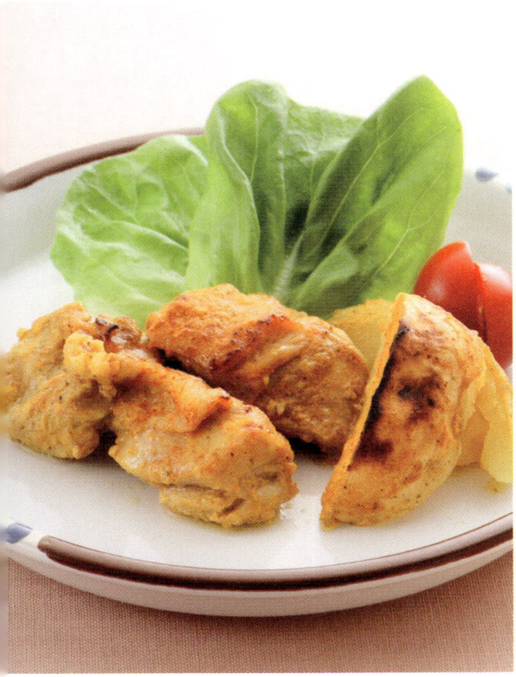

タンドリーチキン

不溶性食物繊維 1.1g

材料（1人分）
鶏もも肉 …………………… 70g
じゃが芋 ………… ¼個（50g）
a
- プレーンヨーグルト… 大さじ2
- トマトケチャップ ……………… 小さじ1½
- カレー粉 ………… 小さじ½
- おろししょうが…… 小さじ¼
- こしょう ……………… 少量
- はちみつ ………… 小さじ½

サラダ菜 …………………… 2枚
ミニトマト ………………… 1個

1人分 227kcal／塩分0.4g

1 鶏肉は余分な脂身を除き、一口大に切る。
2 じゃが芋は皮つきのままよく洗ってラップに包み、電子レンジで1〜1分30秒加熱し、くし形に切る。
3 ポリ袋にaを合わせて鶏肉とじゃが芋を入れ、冷蔵庫に30分以上入れて味をなじませる。
4 オーブントースターの天板にアルミホイルを敷き、3の鶏肉とじゃが芋をたれをからめながら並べ、13〜15分焼く。
5 器に盛り、サラダ菜と2つに切ったミニトマトを添える。

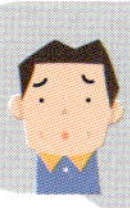

冷たい牛乳やヨーグルトはおなかをこわしそうで。

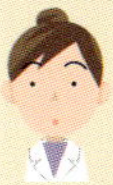

牛乳はシチューやホットミルクなどに、ヨーグルトはドレッシングやタンドリーチキンなどの料理に利用できます。レンジで温めたホットヨーグルトにはちみつなどを加えてもおいしく食べられます。

不溶性食物繊維 0.6g

ヨーグルトドレッシングのサラダ

材料（作りやすい量／2人分）
グリーンカール（一口大にちぎる） ………………………… 30g
ミックスリーフ …………… 30g
パプリカ（赤）（細切り）…… 20g
ヨーグルトドレッシング
- プレーンヨーグルト‥ 大さじ2
- マヨネーズ ………… 大さじ1
- レモン汁・はちみつ…… 各小さじ1
- 塩 ………………… 小さじ⅕
- こしょう ……………… 少量

1人分 70kcal／塩分0.7g

野菜を器に盛り合わせる。ドレッシングの材料をボールに合わせてよく混ぜて添え、食卓でかけてあえる。

調理メモ

ドレッシングは冷蔵庫で1週間は持つ。

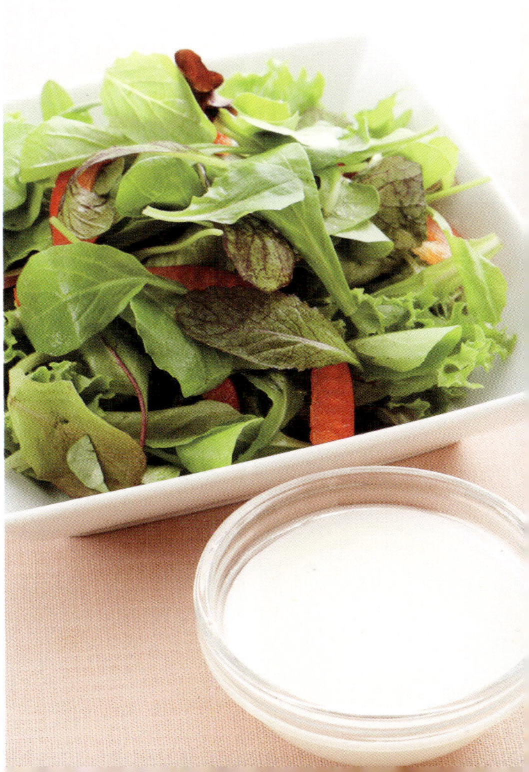

においを抑えてくれるメニュー

ストーマをつけていると、食べ物のにおいがストレートに出やすいので、にんにく、ねぎ類、にらなどは控えめに。においを軽減してくれるのは乳酸菌のほか、レモンや酢、パセリやバジル、香菜などのハーブ、かんきつ類です。

不溶性食物繊維 1.2g

フォー
（ベトナム風温めん）

材料（1人分）

米めん（乾燥）……50g
エビ（殻つき）……2尾（40g）
もやし……¼袋（50g）
a［顆粒鶏がらだし……小さじ½
　 水……1½カップ
b［ナンプラー……小さじ2
　 塩……ミニスプーン½
香菜……3本
レモンの半月切り……1枚

1人分 242kcal／塩分3.7g

1 米めんはたっぷりの熱湯でゆで、ざるに上げる。
2 エビは尾を残して殻をむき、背わたを除く。
3 なべにaを合わせて煮立て、エビともやしを入れてさっと煮、bで味を調える。
4 3に米めんを加えて温めて器に盛り、刻んだ香菜とレモンをのせる。

調理メモ

米めんは、きしめんやそうめん、うどんなど、好きな小麦粉のめんでも代用可能。

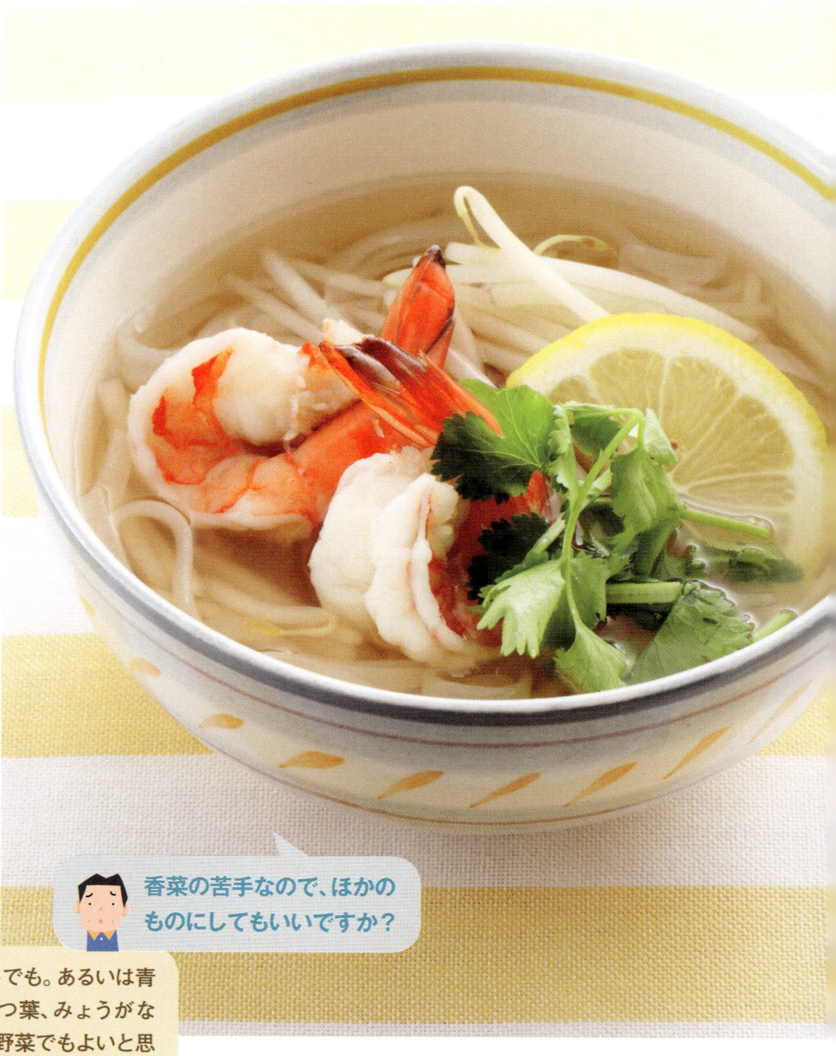

香菜の苦手なので、ほかのものにしてもいいですか？

パセリやミントでも。あるいは青じその葉や三つ葉、みょうがなどの和の香味野菜でもよいと思います。好きな香りがいちばんです。

レモンパセリソースはほかにどんな料理に合いますか?

レモンパセリソースは、鶏肉や豚肉のソテーにかけたり、温野菜にあえてもよく合います。

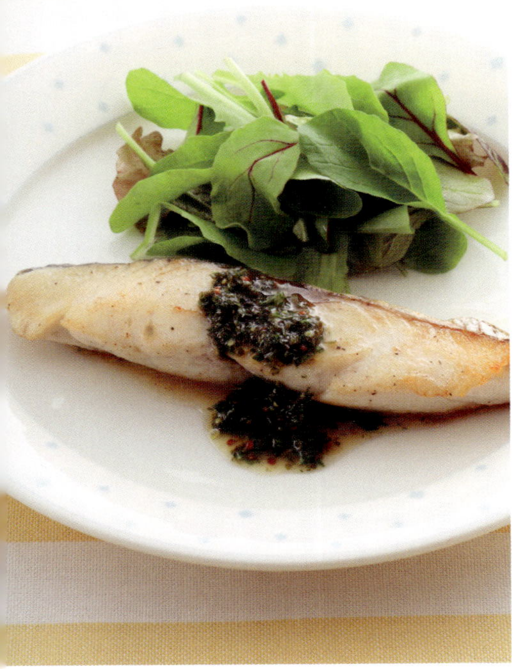

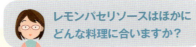

不溶性食物繊維 0.2g

サワラのレモンパセリソース

材料（1人分）

サワラ…………1切れ（100g）
塩……………ミニスプーン⅓弱
こしょう………………………少量
サラダ油………………小さじ1
白ワイン………………大さじ1
a
　バター…………………小さじ1
　レモン汁………………小さじ1
　粒マスタード……………少量
　塩……………………小さじ⅕
　こしょう……………………少量
　はちみつ…………………小さじ½
パセリのみじん切り……小さじ1
ミックスリーフ……………5g

1人分 260kcal／塩分1.5g

1 サワラは塩とこしょうをふる。
2 フライパンに油を熱してサワラを入れて両面をきつね色に焼き上げ、器にとる。
3 フライパンをさっとふいて白ワインを入れてアルコール分を飛ばし、aを加えてひと煮立ちさせる。パセリを加えてすぐに火を消し、2のサワラにかける。ミックスリーフを添える。

生のハーブがいいの?なかなか手に入りません。

生のハーブがなければ、フリーズドライ製品でもかまいません。青じその葉やパセリで代用してもいいですね。

鶏肉のレモンバジル焼き

不溶性食物繊維 0.5g

材料（1人分）

鶏もも肉…………⅓枚（80g）
a
　レモン汁…………大さじ½
　塩…………ミニスプーン½
　こしょう………………少量
　バジルの葉……………2枚
小麦粉…………………大さじ1
オリーブ油…………小さじ¼弱
レモンのくし形切り………1切れ
バジルの葉（あれば）………適量

1人分 210kcal／塩分0.6g

1 鶏肉は一口大に切り、ポリ袋に入れてaを加えて袋の外からよくもんでなじませる。
2 鶏肉を袋から出して水けをふき、小麦粉をまぶす。
3 フライパンにオリーブ油を熱して鶏肉を入れて色よく焼き、ふたをして弱火で蒸し焼いて火を通す。
4 器に盛ってレモンとあればバジルを添え、レモン汁を搾りかけていただく。

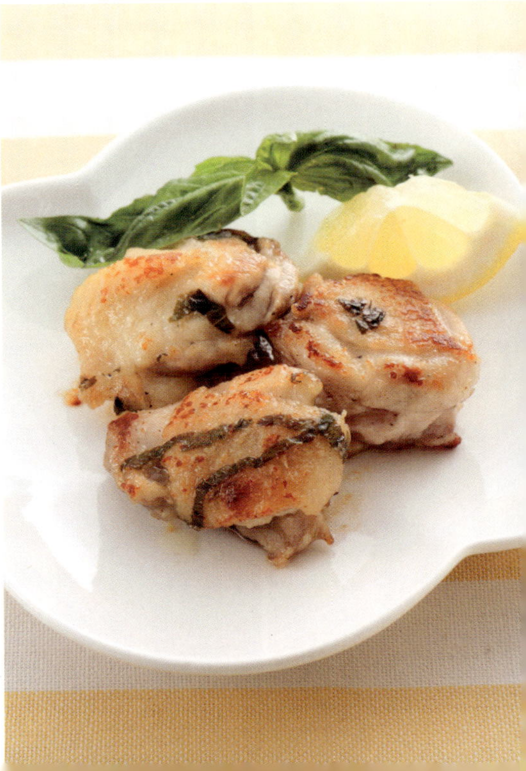

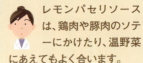

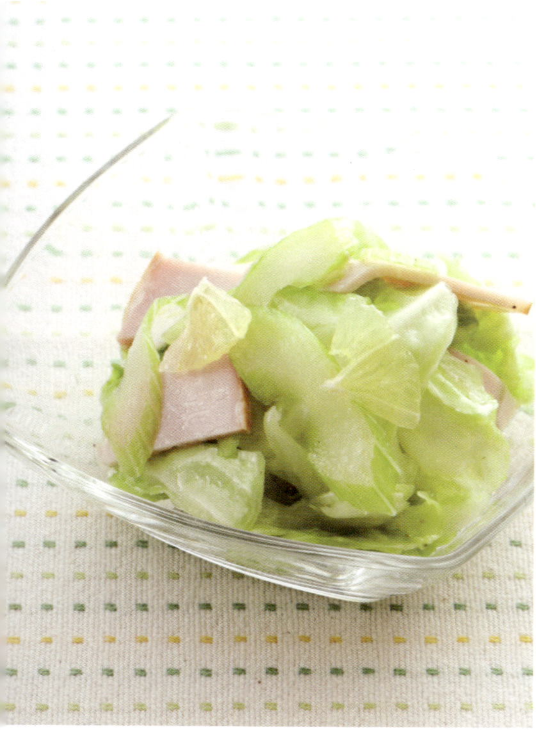

キャベツやセロリのほかに合う野菜は？

レタスやきゅうり、にんじん、パプリカなどにも合います。薄切りにするとドレッシングがなじみます。

不溶性食物繊維 3.7g

キャベツとハムのレモンサラダ

材料（作りやすい量/2人分）

キャベツ…………1枚（100g）
セロリ…………………20g
塩…………………小さじ¼
ロースハム…………1枚（17g）
レモンの薄切り……………1枚
a ┌レモン汁…………小さじ1
　│こしょう……………少量
　└オリーブ油…………小さじ1

1人分 215kcal／塩分2.3g

1 キャベツはざく切りにし、セロリは筋を除いて斜め薄切りにし、合わせて塩をふり、しんなりしたら水けを絞る。
2 ハムとレモンはそれぞれ放射状に切る。
3 ボールにaを合わせて1の野菜と2をあえる。

レモン汁とミントの葉でにおいを抑えます。ナンプラーはタイ料理で使われる魚醤の一種で、なければしょうゆでもかまいません。ミントを青じそに代えてもにおい軽減に役立ちます。

不溶性食物繊維 1.9g

蒸しなすのエスニック風サラダ

材料（1人分）

なす………………………1個
ピーナッツ（からいり）…3粒（2g）
ミントの葉…………………5枚
a ┌ナンプラー…………小さじ1
　│レモン汁……………小さじ1
　│赤とうがらし（輪切り）…少量
　└砂糖…………………小さじ¼

1人分 43kcal／塩分1.3g

1 なすはへたを落としてラップに包み、電子レンジで1分30秒加熱し、あら熱がとれるまでおく。
2 ピーナッツは粗く刻み、ミントは手でちぎる。
3 ボールにaを合わせてよく混ぜ、2を加える。
4 なすを食べやすく切って器に盛り、3をかける。

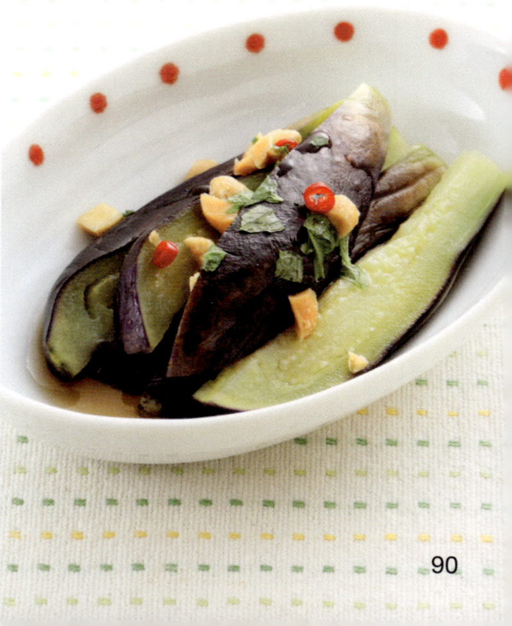

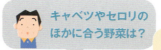

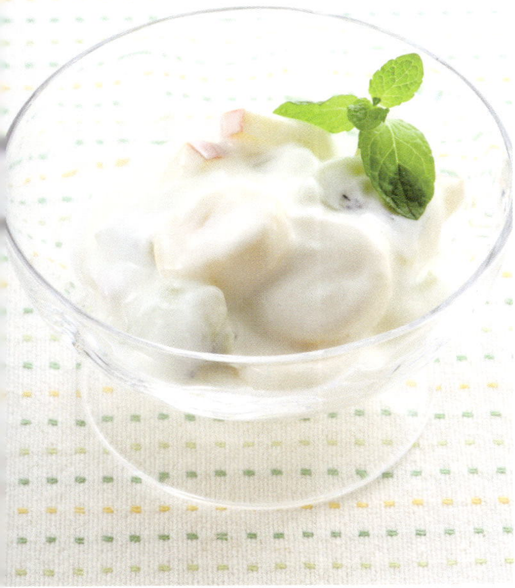

とくにおすすめの
くだものはありますか？

におい対策にはかんきつ類やアセロラ、クランベリーなどがおすすめです。紹介のサラダでは、ヨーグルトにレモン汁を加えてあります。

不溶性食物繊維 **0.8g**

フルーツヨーグルトサラダ

材料（1人分）

りんご……………… ⅛個（20g）
バナナ……………… ⅓本（20g）
キウイフルーツ…… ⅓個（20g）
プレーンヨーグルト………100g
a［はちみつ…………… 小さじ1
　 レモン汁………… 小さじ¼

1人分 **121kcal／塩分0.1g**

1 ヨーグルトはキッチンペーパーを敷いたざるに入れて10分ほどおいて水切りをし、ボールにあけてaを加えてなめらかに混ぜる。
2 りんごはいちょう切り、バナナは輪切り、キウイは半月切りにし、**1**であえて器に盛る。

ミントの葉以外に
おすすめはありますか？

においが気になるときはハーブティーも効果的です。紅茶にミントの葉を浮かべるだけでもOKです。あるいは、いろいろな種類のハーブティーのティーバッグが市販されているので、好きな香りのお茶を見つけてみましょう。

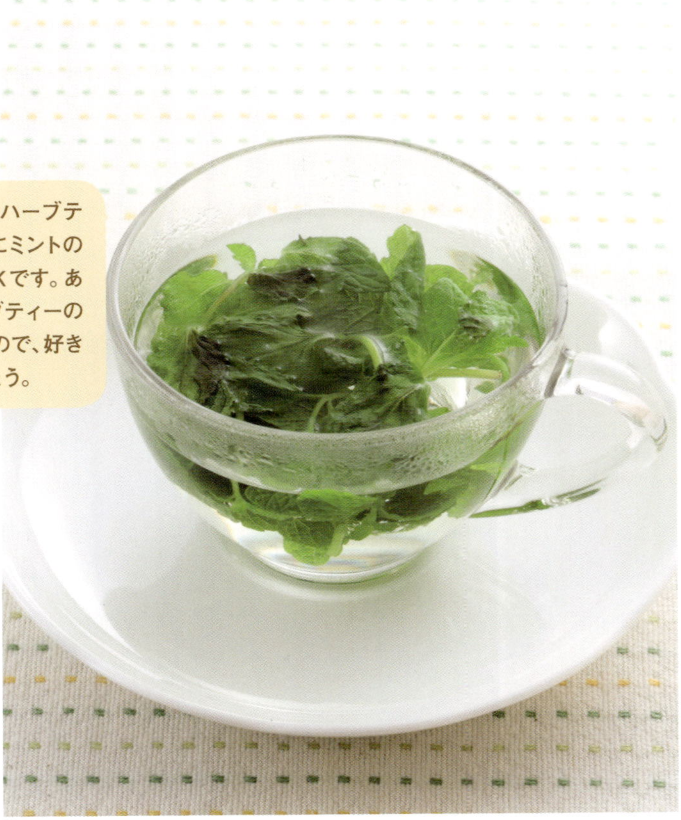

不溶性食物繊維 **0g**

ミントティー

材料（1人分）

ミントの葉……………………… 8g
熱湯………………………… ¾カップ

1人分 **2kcal／塩分0g**

ミントの葉をカップに入れて熱湯を注ぎ、皿などでふたをして3〜5分蒸らす。

ストーマをつけた場合の生活アドバイス

指導◎松浦信子／がん研有明病院　看護部WOC支援部
看護師長　WOCナース

ストーマを設置する場合、「ストーマ外来」がある医療機関ならば、皮膚・排泄ケア認定看護師から、個々のストーマに応じたきめ細かい指導が受けられます。ここでは、予備知識として知っておきたいストーマ生活のポイントを紹介します。

皮膚トラブルを防ぐケアのポイント

ストーマの装具は皮膚を保護する粘着剤（接着剤）で面板を肌に直接貼りつけます。そのため、便がついたり、面板を貼った皮膚がかぶれたりただれたりする皮膚トラブルが生じがちです。予防のポイントは以下の3つです。

❶ 面板を無理やりはがさない

面板をはがすときは、お湯でぬらしたり、専用の剥離剤を利用したりして、皮膚を傷つけないようにゆっくりはがしましょう。シャワーを浴びながら、汚れを落としつつ水圧を利用して徐々にはがし、とりきれない部分は剥離剤を使うことではがすという二段構えの方法もよいでしょう。

❷ 洗浄はしっかりていねいに

面板をはがした後、汚れとともに、皮膚に残った粘着剤を完全に落としましょう。専用の洗浄剤もありますが、普通の弱酸性の石けんをよく泡立てて、指先でやさしくなでるように、ていねいに洗います。ゆすぎも充分に。石けん分を完全に落としましょう。いずれも、強くごしごしこすって肌のバリア機能を損なわないよう注意しましょう。

❸ よく乾かしてから貼る

新しい面板をはる前に、皮膚をよく乾かしましょう。湿気が残っていると面板の接着剤がしっかりつかずに便の漏れの原因になります。

服装は、おなかを締めつけないこと

ストーマを強くベルトなどで締めつけないことが基本です。とはいっても、ストーマを下にしてうつぶせに寝てもだいじょうぶです。ストーマは切れたりしません。

女性は、ガードルやストッキング程度の圧力のものもまったく問題はありませんので、ギャザーの入ったスカートやウエストフリーのワンピースなどにこだわらず、タイトスカートやジーンズ、レギンスなどおしゃれを楽しめます。ただし、ストーマの上にきついベルトをして、強くこすれるような衣類はさけましょう。

男性は、ウエストサイズ大きめでタックの入ったスラックスを選びましょう。ベルトはゆるめに締めるか、サスペンダーを使うのも手です。

なお、ストーマ装具は、肌ざわりのよい柔らかい肌色の布で覆われた種類の袋を使ったり、袋の部分をすっぽり覆う専用のカバーも販売されています。

外出時は交換用装具一式を携帯して

外出時にいちばん困るのが便の漏れです。いざというときに装具を交換できるよう、必要な装具一式を携帯していると安心です。

外出先での交換がオストメイト対応トイレでできれば、温水シャワーもありますが、一般のトイレでやらざるを得ないことも考えて用意しましょう。

必需品は、はがすとき汚れをふくために使うぬれティッシュ、水けをふきとるキッチンペーパーです。使用済みの装具は女性なら汚物入れに捨てられますが、男性の場合は持ち帰り用のポリ袋が必要です。

外出時に携帯したい交換用品

1	**装具**（面板と袋） 面板はすぐにはれるよう孔をあけておく
2	**ウエットティッシュ** ノンアルコールがよい
3	**キッチンペーパー** 2〜3枚 ストーマを傷つけないやわらかい紙質を選ぶ
4	**廃棄用ポリ袋** 買い物用などのポリ袋と密閉用ジッパーつき袋の二重使いが安心

旅行計画のポイントはトイレの場所

旅行も交換用品を携帯すれば問題ありません。いつもの交換回数より多めに持参しましょう。

事前にチェックしたいのはトイレの場所です。一般のトイレでもストーマの交換は可能なので、トイレさえあればどこへでも行けます。また、オストメイト対応トイレは、公共交通機関や官公庁施設、ショッピングセンター、美術館、図書館、高速道路パーキングエリア、病院などに設置されており、広くてより使いやすいです。

海外旅行も基本的に問題はありませんが、地域によっては衛生面で困ることもあるかもしれません。日本オストミー協会を通じて行き先の国際オストミー協会に問い合わせておくと安心です。

● 日本オストミー協会　http://www.joa-net.org/

入浴や温泉、水泳、スキューバーダイビングもだいじょうぶ

ストーマの出口は、体の内圧によって便が出るとき以外は、以前の肛門のように閉じています。装具をはずして入浴しても、お湯が入ることはありません。

ただ、入浴中に便が出ることがありますので、公共施設の温泉やプールなどでは、装具をつけて入るのがエチケットです。事前に排泄物を処理してから、ストーマの袋を小さくたたんだり、入浴用の袋をつけて利用するとよいでしょう。

海やプールに入るときは、女性はパレオつき水着を利用すると腹部が目立ちません。男性は股上丈の長いタイプの水着がおすすめです。

ストーマ・ライフ Q&A

Q1 スポーツもできますか？

A 大腸の働きを高めるためにも再発予防にも、適度な運動をおすすめします。体操や散歩から始め、徐々に運動量を増やしていきましょう。

体力が戻ってきたら、慣れ親しんできたスポーツを再開してみましょう。ウォーキングやゴルフ、サイクリング、テニス、卓球、ダンスなど、とくに制限はありません。

控えたいのは、腹部を圧迫する鉄棒、腹圧が過剰にかかるウエイトトレーニング、人と激しくぶつかる格闘技や球技などです。

運動後、汗をたくさんかくと、面板の粘着力が低下し、はがれやすくなります。早めに交換するようにしましょう。

Q2 飛行機での移動はだいじょうぶ？

A 海外旅行など、長時間のフライトでは、機内で交換する必要があるかもしれません。面板をカットするためのはさみは機内に持ち込めないので、面板は孔をカットして交換用品を携帯しましょう。

機内では、気圧の影響でパウチがふくらむことはほとんどありませんが、離着陸の前にトイレで排泄物を出し、袋を空にしておくと安心です。ガス抜きフィルター付き装具を使うとさらに安心です。また、機内ではガスが発生しやすい炭酸飲料や食品を控えるようにしましょう。

Q3 ストーマからガスが出たり、音が漏れて困ります

A ガスが発生しやすい飲み物や食品の影響だけでなく、よくかまずに食べることで空気もいっしょに飲み込んでしまうこともガス発生の原因になります。また、ストローで飲み物を飲んだり、喫煙も空気を飲み込みやすくなるため、ガスが増える原因になります。

人込みに出かけるときなど、音が出るのが気になる場合は、パウチを手で軽く押さえたり、腹巻きやガードルなどを着用すると、音を小さくする効果があります。

術後の気になる症状の克服レシピ

手術後しばらくは、排便の状態が安定しなかったり、おなかがはることがあります。そうした症状を改善・予防するメニューを96～103㌻に紹介します。104㌻からは、化学療法（抗がん剤）によって生じる副作用と症状をやわらげるメニューを掲載しています。化学療法を受けるかたはぜひ参考にしてください。

レシピ考案・指導◎高木久美　（がん研有明病院　栄養管理部）

下痢・頻便

下痢のときも、頻便のときも、症状を軽減するには、脂質の多いものを避けて、消化のよいものをよくかんでゆっくりと、基本の食べ方を守ることです。温かい汁物や飲み物で、水分やナトリウム、カリウムを補給することもたいせつです。

下痢・頻便のときの
食事のポイント

おすすめ

- たんぱく質（低脂肪のもの）
- ナトリウム
- カリウム
- 水分
- 温かいもの

避けたい

- 不溶性食物繊維（きのこ、根菜、豆）
- 脂質
- 刺激物
- 冷たいもの

不溶性食物繊維 0.8g

ささ身とかぶの雑炊

材料（1人分）

鶏ささ身（筋なし）……1本（50g）
かぶ……½個（45g）
だし……¾カップ
ごはん……80g
a［塩……ミニスプーン⅘
　しょうゆ……少量
かぶの葉（小口切り）……少量（4g）

1人分 200kcal／塩分1.0g

1 ささ身は薄くそぎ切りにする。かぶは皮をむいてくし形に切る。
2 なべにだしを入れて煮立て、ささ身を入れて色が変わったらごはんとかぶを加え、かぶに火が通るまで煮る。
3 aで味を調え、かぶの葉を加えてひと煮立ちさせる。

具が入ったほうがいいですか？

ささ身を加えることでたんぱく質が補給できます。ささ身のほかにも卵やサケなどを入れてもいいですね。うま味をたっぷり吸い込んだごはんをゆっくりかんで召し上がってください。

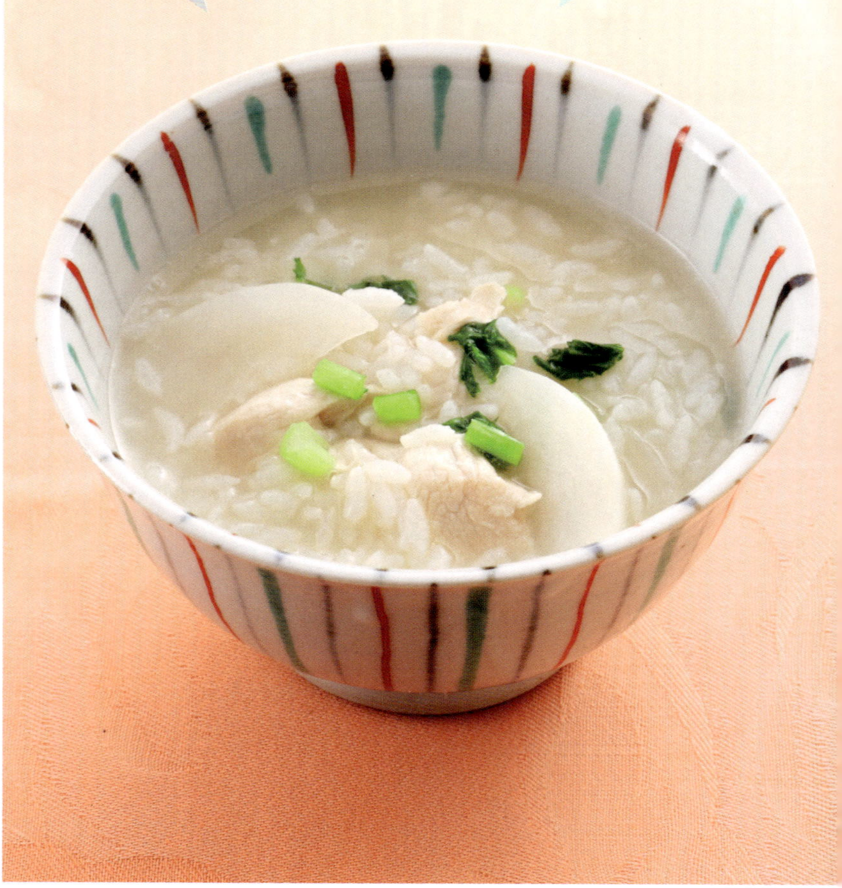

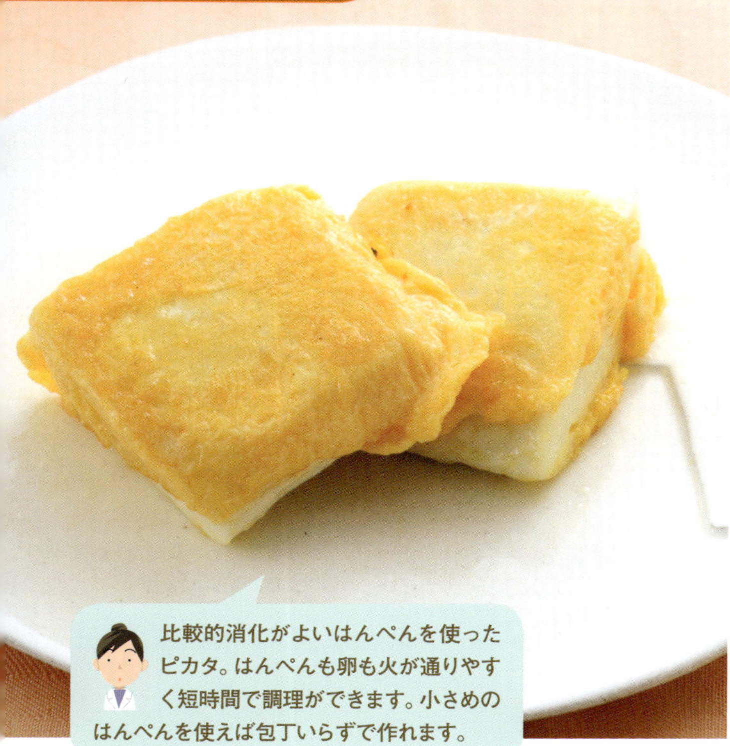

比較的消化がよいはんぺんを使ったピカタ。はんぺんも卵も火が通りやすく短時間で調理ができます。小さめのはんぺんを使えば包丁いらずで作れます。

不溶性食物繊維 0g

はんぺんのチーズピカタ

材料（1人分）

はんぺん……½枚（55g）
a［とき卵……½個
　 粉チーズ……小さじ½
サラダ油……小さじ¼弱

1人分 105kcal／塩分1.0g

1 はんぺんは半分に切る。
2 ボールにaを合わせてよく混ぜる。
3 フライパンに油を熱し、はんぺんを1切れずつ2にくぐらせて並べる。残った卵液も流し入れ、両面をきつね色に焼く。

不溶性食物繊維 2.4g

ほうれん草とにんじんの簡単白あえ

材料（1人分）

ほうれん草……50g
にんじん……10g
しょうゆ……小さじ½
絹ごし豆腐……50g
a［砂糖……大さじ½
　 しょうゆ……小さじ½
　 みそ……小さじ½
　 白すりごま……大さじ1

1人分 123kcal／塩分1.3g

1 ほうれん草は熱湯でやわらかくゆで、水にとって絞り、3cm長さに切る。にんじんも同じ長さに細く切ってゆで、水けをきる。
2 1をしょうゆであえ、汁けを絞る。
3 豆腐はキッチンペーパーに包んで軽く水けを絞る。フォークなどでなめらかにつぶしaを混ぜ合わせ、2をあえる。

カリウムの多い野菜に豆腐を加えてたんぱく質もいっしょにとれる栄養価の高いおかずです。ほうれん草の代わりに春菊や菜の花でもいいですね。

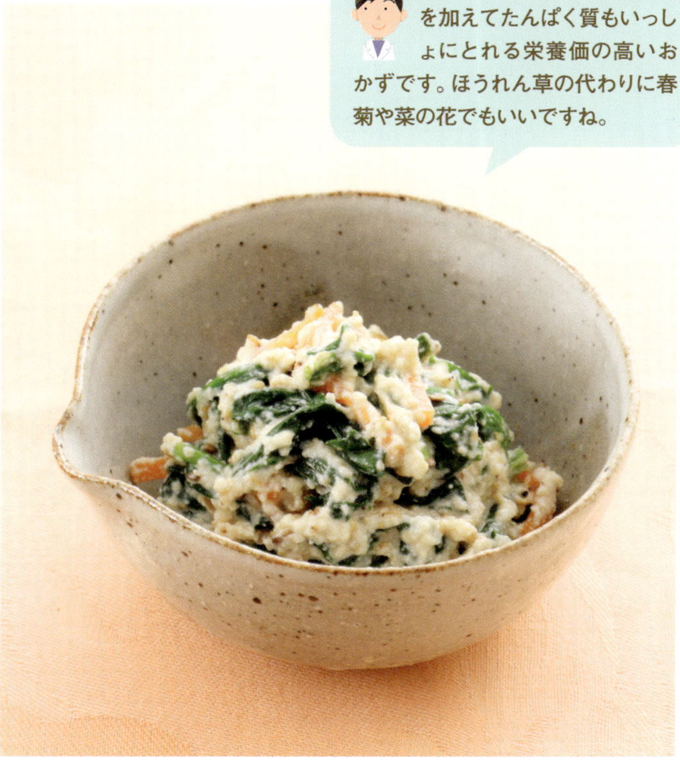

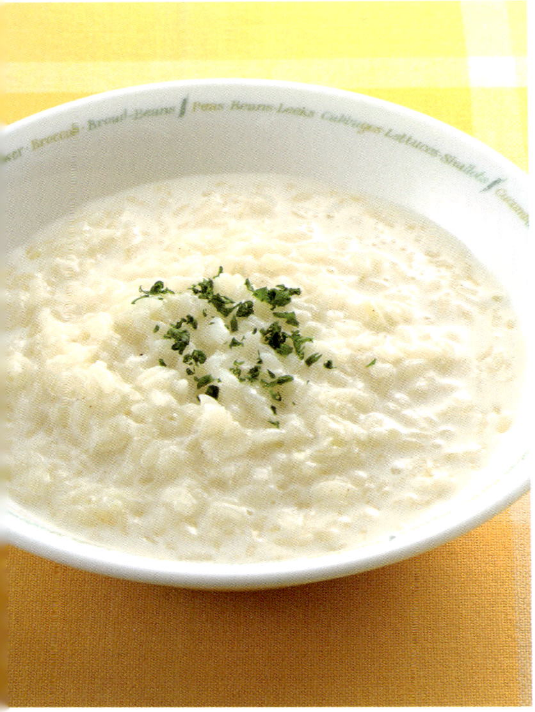

見た目はシンプルですが、牛乳とチーズでたんぱく質を補い、オリーブ油でこくをプラス。少量でも栄養価の高いリゾットです。

不溶性食物繊維 **0.6g**

ミルクリゾット

材料（1人分）

- ごはん……100g
- 玉ねぎのみじん切り……⅛個（25g）
- にんにくのみじん切り……少量
- オリーブ油……小さじ1
- a
  - 牛乳……½カップ
  - 水……¼カップ
  - 顆粒ブイヨン……小さじ¼
- 粉チーズ……小さじ½
- 塩……ミニスプーン½
- パセリ（みじん切り）……少量

1人分 **290kcal／塩分0.9g**

1 フライパンにオリーブ油とにんにくのみじん切りを入れて弱火にかける。香りが立ったら玉ねぎのみじん切りを加えて、透き通るまでいためる。

2 **1**にaを入れてごはんを加えてほぐし、煮立ったら火を弱めて約3分、好みのやわらかさになるまで煮、チーズと塩を加える。

3 器に盛ってパセリを散らす。

体が温まるおすすめの飲み物を教えてください。

しょうがは体を温める成分が含まれています。レモンとはちみつを加えて飲みやすく仕上げました。

不溶性食物繊維 **0g**

ジンジャーホットレモン

材料（1人分）

- おろししょうが……小さじ½
- レモン汁……大さじ1
- はちみつ……大さじ1
- 湯……¾カップ

1人分 **66kcal／塩分0g**

グラスにすべての材料を合わせてよく混ぜる。好みでしょうがの薄切りを加える。

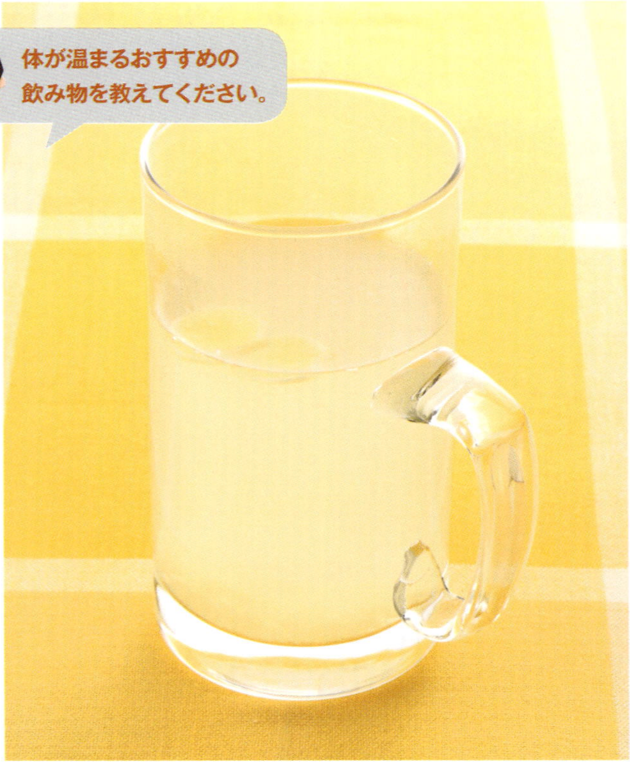

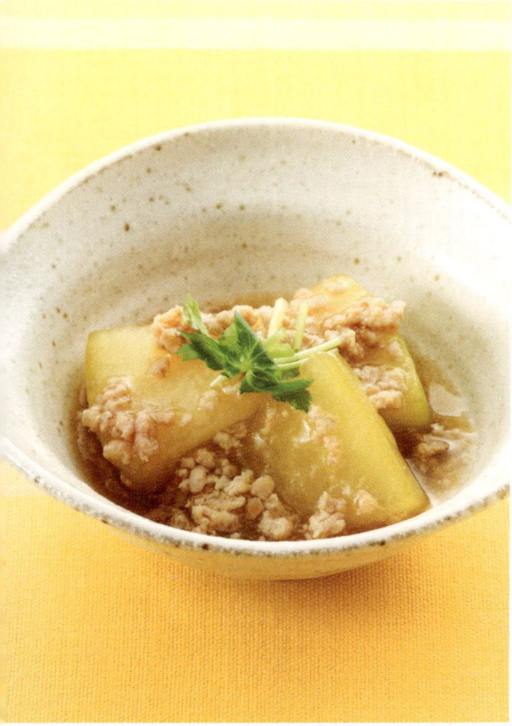

とうがん以外にはどんな野菜が合いますか？

ひき肉のくず煮には、かぶや大根、ズッキーニ、カリフラワーなどの野菜がおすすめです。

不溶性食物繊維 0.5g

とうがんとひき肉のくず煮

材料（作りやすい量／２人分）

とうがん……………………100g
鶏ひき肉………………………30g
おろししょうが………………少量
酒……………………………大さじ1
だし……………………………½カップ
a［しょうゆ…………………小さじ½
　 塩……………………ミニスプーン½］
水どきかたくり粉………小さじ2
三つ葉…………………………2本

1人分 41kcal／塩分0.5g

1 とうがんは皮を厚めにむいて1cm厚さに切る。三つ葉は2cm長さに切る。
2 なべにひき肉、しょうが、酒を入れて混ぜ合わせ、弱火にかけて肉がポロポロになるまでいためる。
3 だしを加えてとうがんを入れ、煮立ったらアクをすくいながらひと煮する。aで調味し、ふたをして5〜8分煮る。
4 とうがんに味がしみたら水どきかたくり粉を流し、とろみがつくまで煮る。
5 器に盛り、刻んだ三つ葉を添える。

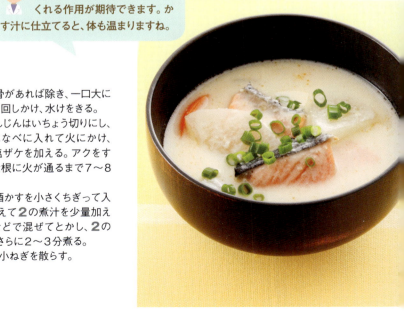

酒かすには麹菌が含まれているため、おなかの働きを整えてくれる作用が期待できます。かす汁に仕立てると、体も温まりますね。

不溶性食物繊維 1.5g

サケと大根のかす汁

材料（2人分）

塩ザケ……………½切れ（60g）
大根………………………………60g
にんじん…………………………25g
だし……………………1½カップ
酒かす（板かす）………………30g
みそ……………………………小さじ2
小ねぎの小口切り………………少量

1人分 118kcal／塩分1.4g

調理メモ

塩ザケの塩けによって、みその量は加減してください。練りかすを使っても。残った酒かすは冷凍保存できます。

1 塩ザケは骨があれば除き、一口大に切って熱湯を回しかけ、水けをきる。
2 大根とにんじんはいちょう切りにし、だしとともになべに入れて火にかけ、煮立ったら塩ザケを加える。アクをすくいながら大根に火が通るまで7〜8分煮る。
3 ボールに酒かすを小さくちぎって入れ、みそを加えて**2**の煮汁を少量加えてフォークなどで混ぜてとかし、**2**のなべに戻し、さらに2〜3分煮る。
4 器に盛り、小ねぎを散らす。

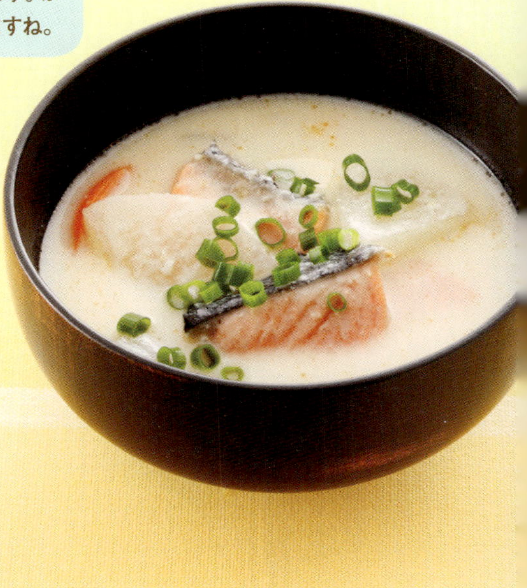

おなかのはり

おなかのはりが治まるまでは食事を控え、はりが治まってから、温かく、消化のよいものを少しずつとりましょう。ガスの出やすいもの、不溶性食物繊維の多いものを控え、一口を少なめにして、ゆっくり食べることもポイントです。

おなかのはりが気になるときの
食事のポイント

おすすめ	避けたい
・高たんぱく質低脂肪のもの（豆腐、卵、白身魚など）	・不溶性食物繊維（きのこ、根菜、豆など）
・温かいもの	・過剰な糖質
	・炭酸飲料

たんぱく質がとれて、おなかにやさしいおかずを教えてください。

いり豆腐は豆腐にちくわ、卵を加えることでたんぱく質がたっぷりとれます。絹ごし豆腐を使って、ふんわりとやわらかく、やさしい味わいに仕上げました。

不溶性食物繊維 0.3g

やわらかいり豆腐

材料（作りやすい量／2人分）

絹ごし豆腐……½丁（150g）
ちくわ……1本（25g）
にんじん……10g
さやいんげん……2本（10g）
サラダ油……小さじ1
a
- だし……大さじ5⅓
- しょうゆ……小さじ½
- みりん……大さじ½
- 塩……ミニスプーン½

卵……1個

1人分 127kcal／塩分0.9g

1 豆腐はキッチンペーパーに包んでざるに入れてしばらくおき、水けを軽くきる。
2 ちくわは縦半分に切ってから斜め薄切りに、にんじんは細切りに、さやいんげんは斜め薄切りにする。
3 なべに油を熱して**2**をいため、野菜がしんなりしたら豆腐を加えてくずしながらいため合わせ、aを加えて汁けがほとんどなくなるまでいり煮する。
4 最後に割りほぐした卵を回し入れ、火を消して大きく混ぜる。

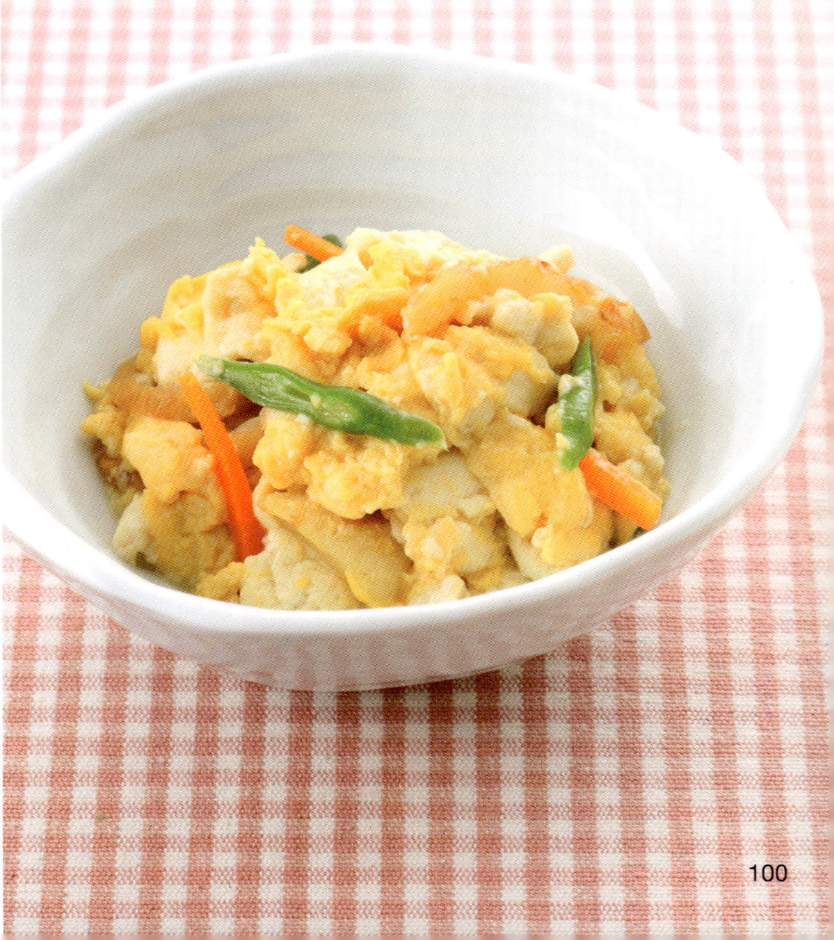

乳製品は少量でもエネルギーを確保でき、おなかがはってたくさん食べられないときにおすすめです。

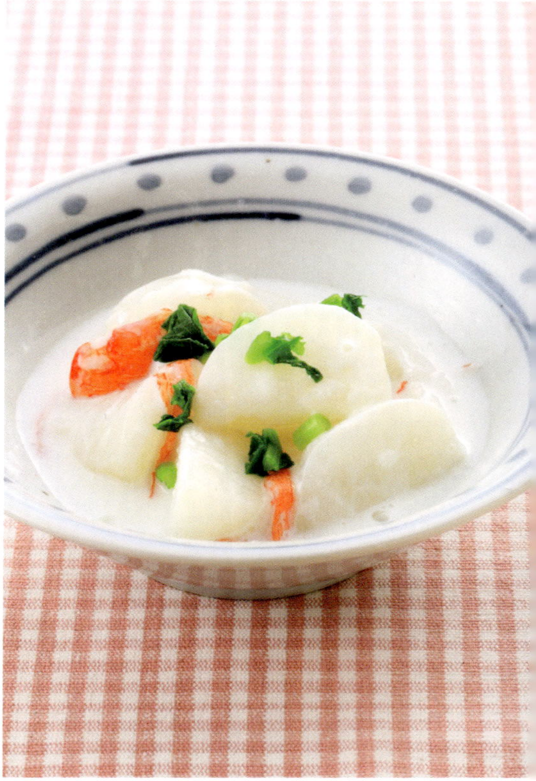

不溶性食物繊維 0.7g

かぶとカニかまのミルク煮

材料（2人分）

かぶ……………………2個（120g）
カニ風味かまぼこ… 2本（20g）
しょうがのせん切り………… 少量
a［水…………………… ½カップ
　 顆粒鶏がらだし…… 小さじ¼
b［塩…………………… 小さじ⅕
　 こしょう ………………… 少量
水どきかたくり粉 ……… 大さじ½
牛乳…………………… ⅖カップ
かぶの葉……………………… 少量

1人分 55kcal／塩分0.9g

1 かぶは皮をむいてくし形に切り、カニ風味かまぼこは長さを3つに切ってほぐす。
2 かぶの葉は熱湯でゆでて小口切りにする。
3 なべにaを入れて**1**としょうがを加え、火にかける。煮立ったら弱火にして煮る。
4 かぶに火が通ったら牛乳を加えてbで味を調え、水どきかたくり粉でとろみをつけ、最後にかぶの葉を散らす。

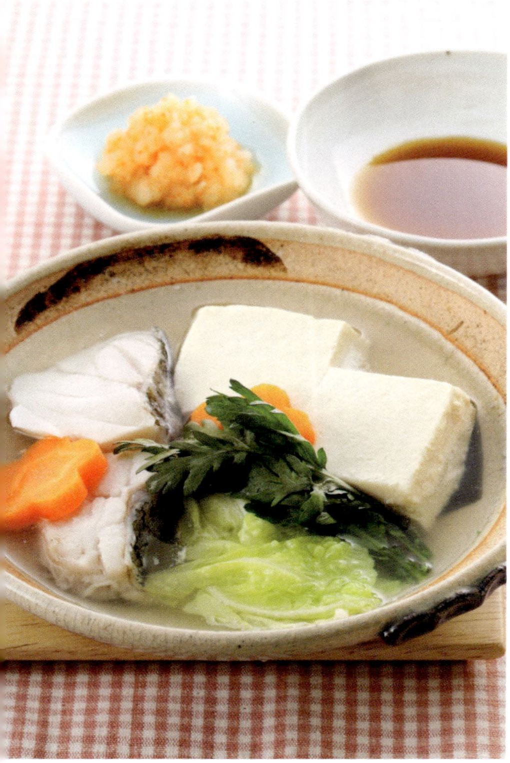

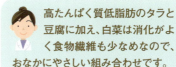

高たんぱく質低脂肪のタラと豆腐に加え、白菜は消化がよく食物繊維も少なめなので、おなかにやさしい組み合わせです。

不溶性食物繊維 2.2g

タラちり

材料（1人分）

生タラ…………小1切れ（80g）
絹ごし豆腐………… ⅓丁（100g）
白菜…………………… 1枚（80g）
春菊の葉先………………… 20g
にんじん（花形薄切り）……… 2枚
水 …………………………… 適量
だし昆布 ………………… 5cm角
a［おろし大根 ……………… 30g
　 一味とうがらし ………… 少量
ポン酢しょうゆ（市販品）
　…………………………… 大さじ1

1人分 162kcal／塩分1.9g

1 タラは一口大に切る。白菜の軸はそぎ切りにし、葉は一口大に切る。
2 卓上なべに水を張ってだし昆布を入れて30分ほどおく。
3 **2**に白菜の軸、にんじんを入れて、豆腐を半分に切って加え、火にかける。煮立ったら白菜の葉を加えて火を通し、最後に春菊を加える。
4 aを混ぜ合わせたもみじおろしを薬味に添え、ポン酢しょうゆをつけていただく。

便秘のときの
食事のポイント

おすすめ	避けたい
・適量の食物繊維 ・適量の脂質 ・乳酸菌 （ヨーグルトなど） ・水分	・過剰な不溶性食物繊維

便秘

便のかさを増やす不溶性食物繊維と便をやわらかくする水溶性食物繊維の両方を適量とりますが、不溶性食物繊維はとりすぎると腸閉塞の原因となるため少しずつとり入れましょう。脂質は便をやわらかくする働きがあるため、適量とるようにします。

不溶性食物繊維 3.7g

根菜のビーフシチュー

材料（作りやすい量／２人分）

牛ロース肉シチュー用…………120g

a
- 塩…………ミニスプーン⅔
- こしょう…………少量

ごぼう（乱切り）…………30g
れんこん（乱切り）…………50g
里芋（一口大）…………大1個（60g）
玉ねぎ（くし形）…………60g
にんじん（乱切り）…………30g
にんにくの薄切り…………1枚
赤ワイン…………大さじ1
サラダ油…………小さじ1

b
- 水…………1½カップ
- 顆粒ブイヨン…………小さじ¼

c
- デミグラスソース（市販品）…………140g
- みそ（赤）…………大さじ½
- バター…………小さじ1
- こしょう…………少量

ゆでブロッコリー（小房）…………60g

1人分 **385**kcal／塩分**2.4**g

1 牛肉はaをまぶす。
2 ごぼうとれんこん、里芋はそれぞれ水にさらして水けをきる。
3 なべに油を熱して牛肉をいため、色が変わったら赤ワインを加えてアルコール分を飛ばし、**2**と玉ねぎ、にんじん、にんにくを加えていためる。
4 bを加え、煮立ったら火を弱めてアクをすくい、ふたをして15～20分煮る。肉と野菜に火が通ったらcを加えて調味し、味がなじむまで5～6分煮る。
5 器に盛り、ブロッコリーを添える。

根菜を食べるのが恐いです。

根菜には便のかさを増やす働きのある不溶性食物繊維が含まれています。手術直後は腸閉塞の心配があるため控えますが、手術から時間が経っているときは、おなかのはりに注意しながら少しずつとり入れるといいですね。

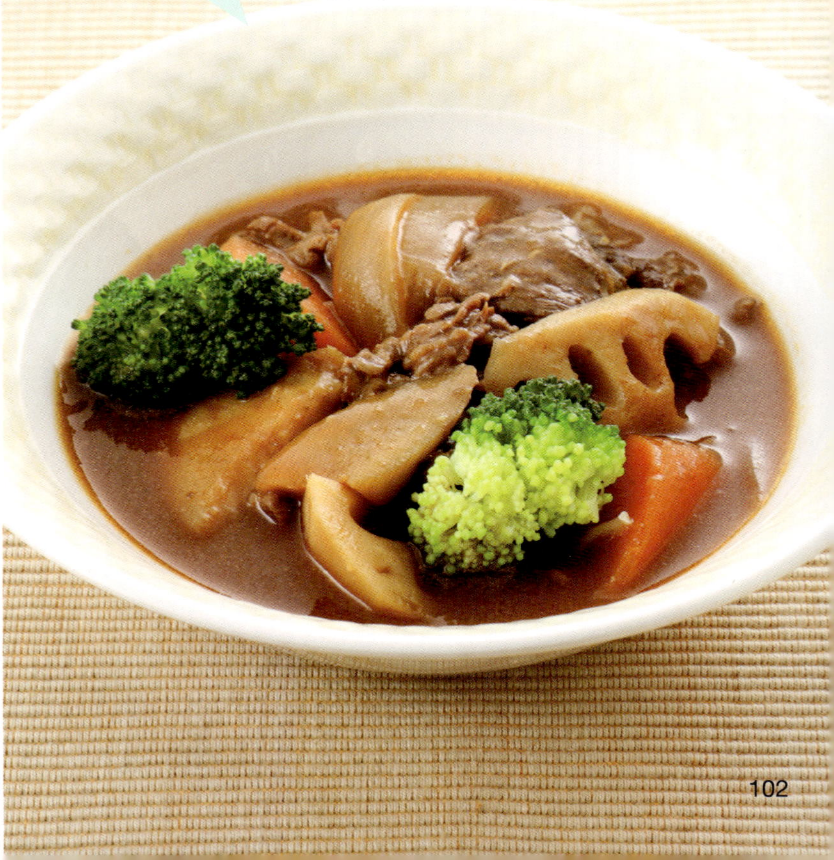

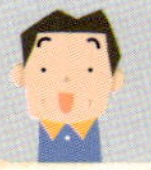

揚げ物は下痢のときは避けてきたけど、便秘のときはだいじょうぶ？

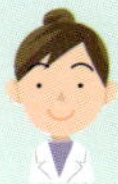

脂質は便をやわらかくする作用があります。便秘のときは適度に料理にとり入れましょう。

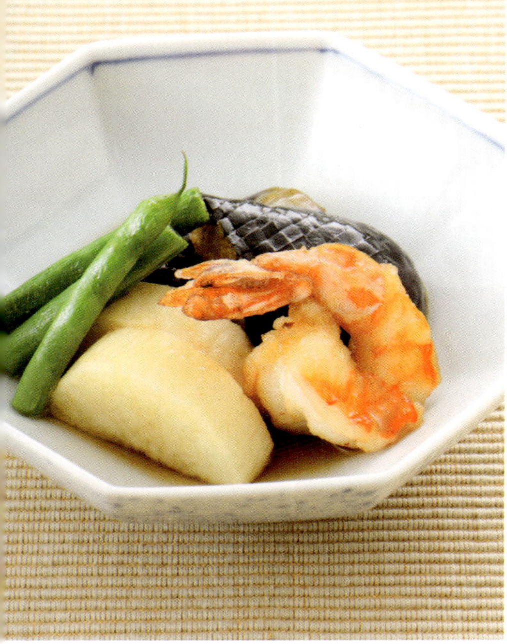

不溶性食物繊維 1.2g

エビと長芋の揚げ出し

材料（作りやすい量／２人分）

- エビ（殻つき）……2尾（50g）
- なす……1個（90g）
- 長芋……60g
- かたくり粉……適量
- さやいんげん……2本（10g）
- 揚げ油……適量
- a
  - めんつゆ（2倍希釈）……大さじ2
  - 水……大さじ2
  - 酢……小さじ1

1人分 138kcal／塩分0.9g

1 エビは殻をむいて背に切り目を入れ、背ワタを除く。
2 なすは縦半分に切って斜め縦横に切り目を入れる。長芋は皮をむいて1cm厚さの半月切りにする。さやいんげんは3cm長さに切る。
3 aは耐熱容器に合わせて電子レンジで温めておく。
4 160度の揚げ油でなす、長芋、さやいんげんを揚げ、3につける。油温を180度に上げ、エビにかたくり粉をまぶして色よく揚げ、3に加える。20分ほどおいて味をなじませる。

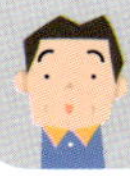

芋類は食べたほうがいいですか？避けたほうがいいですか？

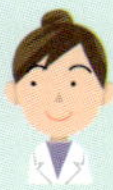

芋類には便のかさを増す働きのある不溶性食物繊維と便をやわらかくする働きのある水溶性食物繊維が含まれています。食べすぎなければ問題ありません。

不溶性食物繊維 1.0g

さつま芋とりんごのレモン煮

材料（作りやすい量／４人分）

- さつま芋……150g
- りんご……½個（100g）
- a
  - 砂糖……大さじ1
  - 塩……ミニスプーン½
  - レモン汁……大さじ½
  - 水……¼カップ

1人分 72kcal／塩分0.1g

1 さつま芋は1cm幅の輪切りして水にさらす。りんごは皮をむいて8mm幅のくし型に切る。
2 なべにさつま芋とりんごを重ねて入れ、aを加えて火にかける。煮立ったら空気穴をあけたキッチンペーパーなどで落としぶたをし、中火で7～8分、やわらかくなるまで煮る。

調理メモ

酸味が苦手な人は、レモン汁の代わりにレモンの薄切り1枚を加えても。冷蔵庫で3日は持ちます。

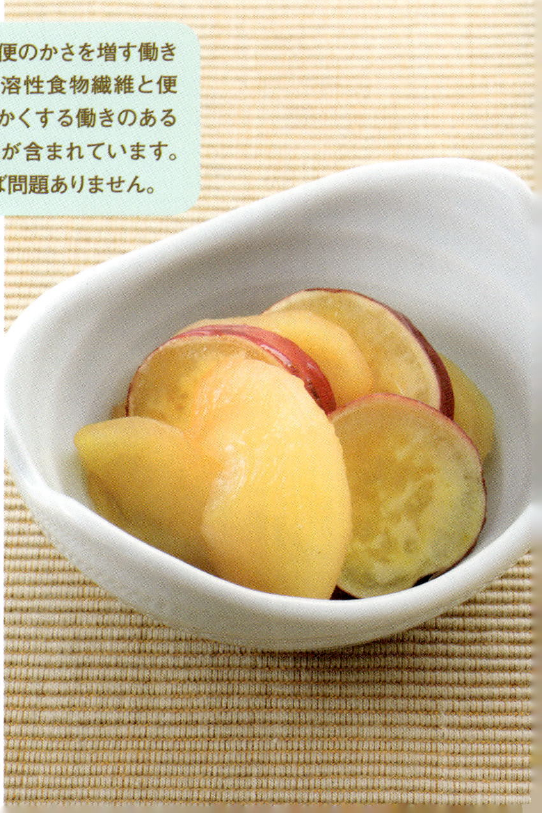

吐き気、嘔吐があるときの
食事のポイント

おすすめ	避けたい
・冷たいもの	・においが強いもの
・さっぱりしたもの	・油っこいもの

化学療法（抗がん剤）による症状

吐き気・嘔吐

抗がん剤の投与後、比較的早くから現われるのが、吐き気・嘔吐です。制吐剤などで緩和できることが少なくありませんが、嘔気がつらいときはにおいのない冷たくさっぱりしたものがおすすめです。

不溶性食物繊維 1.4g

とろろそば

材料（1人分）

- ゆでそば……½袋（80g）
- 長芋……30g
- a［水……1カップ
- a［めんつゆ（2倍希釈）……¼カップ
- うずら卵の卵黄……1個
- 青のり粉……少量

1人分 180kcal／塩分2.7g

1 長芋は皮をむいてすりおろす。
2 なべにaを合わせて煮立て、そばを加えてひと煮立ちさせる。
3 器に盛って1のとろろをのせ、うずらの卵をのせ、青のり粉を散らす。

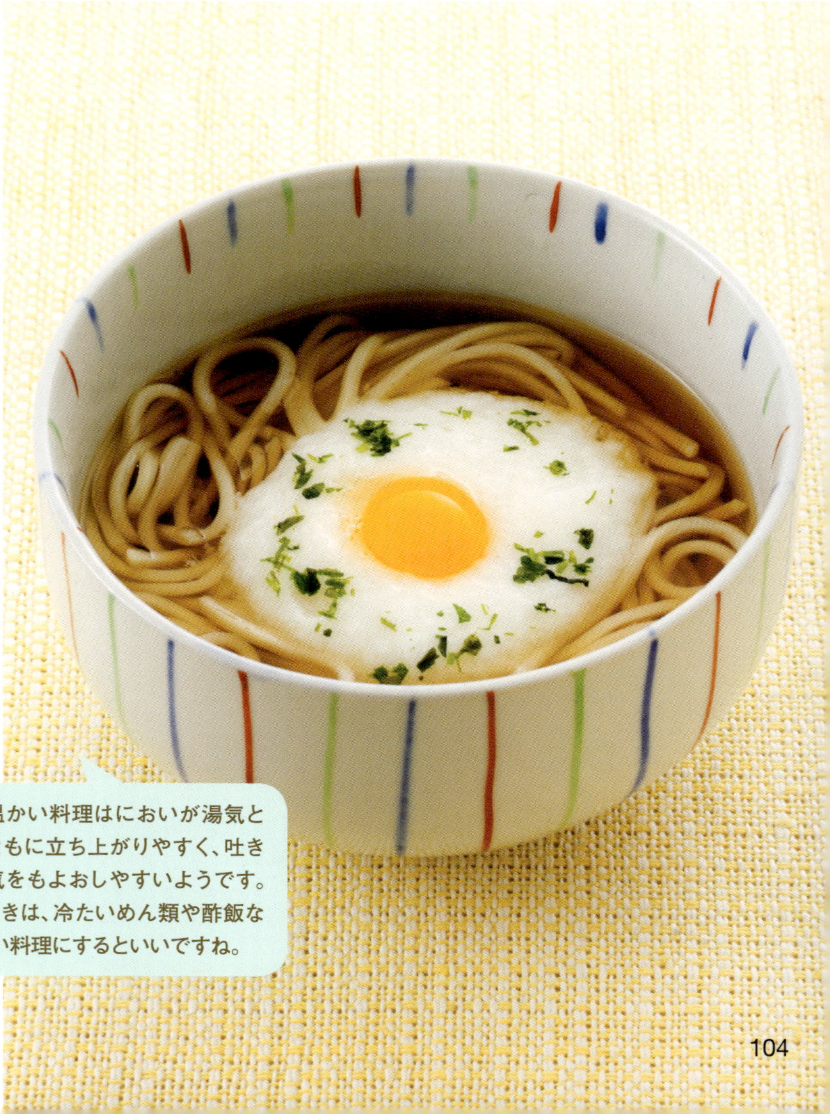

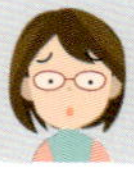

温かい料理に吐き気をもよおします

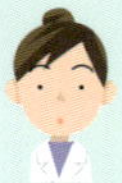

温かい料理はにおいが湯気とともに立ち上がりやすく、吐き気をもよおしやすいようです。心配なときは、冷たいめん類や酢飯など、冷たい料理にするといいですね。

冷たく口当たりがよいものは甘いものが多くなりがち。さっぱりとした塩味で、つるんと入るスープのゼリー仕立てを紹介しました。和風のすまし汁でもおためしください。市販の卵豆腐、茶わん蒸しなどもおすすめです。

不溶性食物繊維 0.2g

ゼリーコンソメ

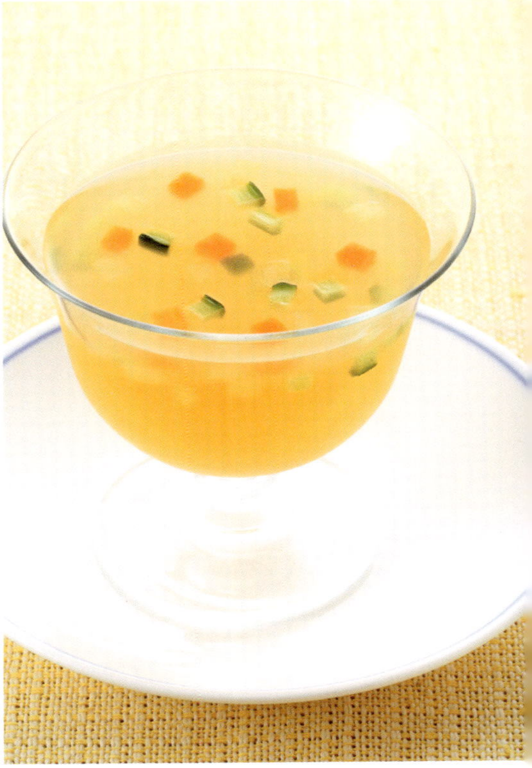

材料（2人分）

- 粉ゼラチン……大さじ½強
- 水……大さじ2
- きゅうり……8g
- セロリ……10g
- にんじん……8g
- a
  - 湯……1½カップ
  - 顆粒ブイヨン……小さじ1
  - 塩……小さじ⅕
  - こしょう……少量

1人分 15kcal／塩分1.0g

1 器に水を入れて粉ゼラチンをふり入れ、ふやかしておく。
2 きゅうり、セロリ、にんじんはいずれも5mm角に切る。
3 なべにaを合わせて煮立て、セロリとにんじんを加え、火が通るまで煮る。
4 火からおろして**1**のゼラチン液を加えて余熱でとかす。あら熱がとれたらきゅうりを加えて器に注ぎ、冷蔵庫で冷やしかためる。

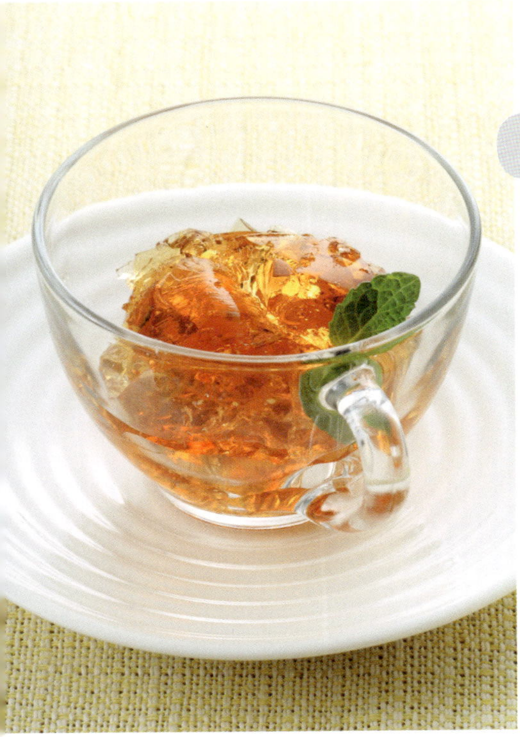

市販のゼリーでもいいですか？

もちろん市販品でもだいじょうぶです。小さめでさっぱりしたものを何種類かそろえておくといいですね。

不溶性食物繊維 0g

紅茶ゼリー

材料（2人分）

- 紅茶（無糖）……1½カップ
- 砂糖……大さじ1
- 粉ゼラチン……大さじ½強
- 水……大さじ2
- ミントの葉……少量

1人分 27kcal／塩分0g

1 器に水を入れてゼラチンをふり入れ、ふやかしておく。
2 なべに紅茶を沸かし、砂糖を加えてとかす。火から下ろして**1**を加えて余熱でとかし、バットなどに流して冷蔵庫で冷やしかためる。
3 フォークなどでクラッシュして器に盛り、ミントを添える。

化学療法（抗がん剤）による症状

口内炎

口内炎は重症化するとかみにくくなったり、飲み込みにくくなることも。口の中の粘膜を刺激しないよう、うす味でやわらかく、のどごしよく仕上げるよう調理します。

口内炎があるときの
食事のポイント

おすすめ
- やわらかいもの
- のどごしのよいもの
- うす味のもの

避けたい
- かたいもの
- 酸味や辛味の強いもの
- 濃い味つけのもの

不溶性食物繊維 2.4g

鶏肉とかぼちゃの豆乳シチュー

材料（作りやすい量／２人分）

鶏もも肉	120g
a 塩	ミニスプーン½弱
a こしょう	少量
かぼちゃ	120g
玉ねぎ	½個（100g）
グリーンアスパラガス	2本（48g）
サラダ油	大さじ½
小麦粉	小さじ2
水	1カップ
顆粒ブイヨン	小さじ½
豆乳（無調整）	1カップ
a 塩	小さじ⅖
a こしょう	少量

1人分 288kcal／塩分1.5g

1 鶏肉は小さめの一口大に切ってaをまぶす。
2 かぼちゃは一口大に、玉ねぎはくし形に切る。アスパラはかたい根元を落として熱湯でゆで、4cm長さに切る。
3 なべに油を熱して鶏肉をいため、色が変わったら玉ねぎを加えてしんなりするまでいためる。小麦粉をふり入れて全体にまぶしながら、焦がさないように2～3分いためる。
4 水を加えて小麦粉を煮とかし、ブイヨンとかぼちゃを加えてふたをし、煮立ったら火を弱めてかぼちゃがやわらかくなるまで煮る。
5 豆乳とアスパラを加えて温め、塩とこしょうで味を調える。

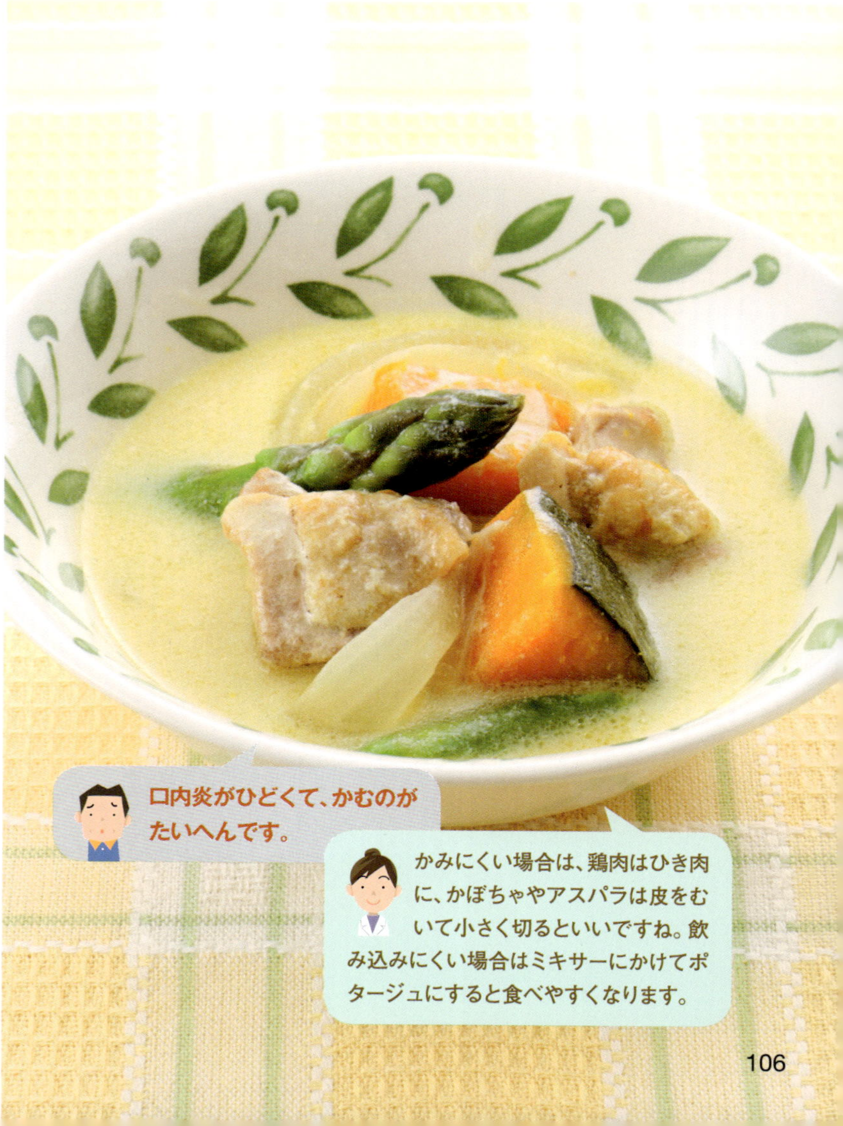

口内炎がひどくて、かむのがたいへんです。

かみにくい場合は、鶏肉はひき肉に、かぼちゃやアスパラは皮をむいて小さく切るといいですね。飲み込みにくい場合はミキサーにかけてポタージュにすると食べやすくなります。

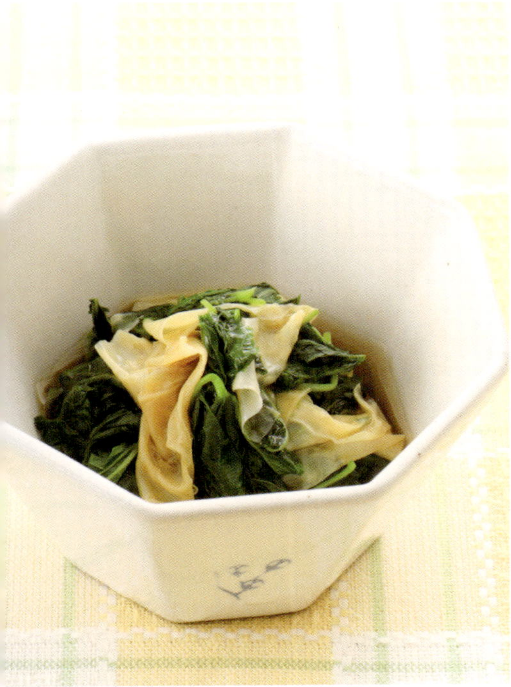

口内炎がつらくて飲み込みにくいです。

ゆでて刻むと粘りけが出るモロヘイヤやねばねばしたとろろは、つるっとのどごしがよく、飲み込みやすい食材です。

不溶性食物繊維 1.7g

モロヘイヤと生湯葉の煮浸し

材料（作りやすい量／２人分）

モロヘイヤ（軸を除いて）… 70g
生湯葉 …… 30g
a ┌ だし …… ½カップ
　 │ しょうゆ …… 小さじ2
　 │ みりん …… 小さじ1
　 └ 塩 …… ミニスプーン½

1人分 60kcal／塩分1.2g

1 モロヘイヤはやわらかい葉を摘みとり、熱湯でやわらかめにゆでてざるにあげて水けをきり、短く刻む。
2 湯葉は食べやすくちぎる。
3 なべにaを合わせて煮立て、**1**と**2**を入れてさっと煮る。

汁物の塩けがのどにしみてつらいです。

汁を飲まずに卵豆腐だけを食べてもいいでしょう。あるいはコーンポタージュなど、クリーム系のスープのほうが、脂肪が粘膜をおおってくれるので、塩けがしみにくいかもしれません。

不溶性食物繊維 0g

卵豆腐とあおさのすまし汁

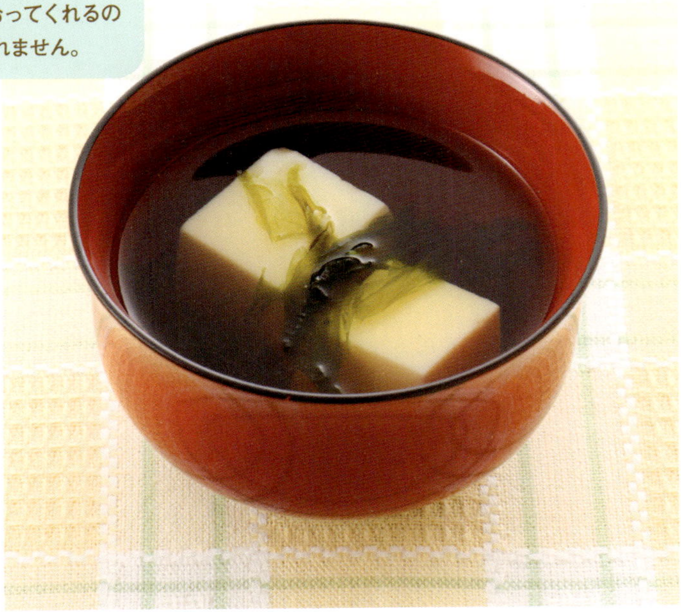

材料（1人分）

卵豆腐（市販品）…… ½パック（55g）
あおさ（乾燥）…… 少量（0.5g）
a ┌ だし …… ¾カップ
　 │ しょうゆ …… 小さじ½
　 └ 塩 …… ミニスプーン½

1人分 37kcal／塩分1.5g

1 卵豆腐は一口大に切る。あおさは水に放してもどし、水けをきる。
2 なべにaを合わせて煮立て、**1**を加えて温める。

化学療法（抗がん剤）による症状

食思不振

「食べたほうがいいけど、食べる気がおきない」といった食思不振に悩まされることが多いようです。吐き気や口内炎による苦痛や不快感、特定の味覚やにおいに過敏になる味覚・嗅覚障害 があればなおさらです。対策は、「食べられるときに、食べたいもの」を見つけて、「少なめ」で試すことです。

食思不振があるときの
食事のポイント

おすすめ
- 冷菓、ゼリー、果物
- 食べたいものを少なめに（焼きそばやお好み焼き、カレーなど濃い味が食べやすい場合も）

避けたい
- 圧迫感を与えるボリュームのある盛りつけ

不溶性食物繊維 0.7g

一口巻きいなり

材料（1人分）

油揚げ		1枚（30g）
a	だし	⅖カップ
	砂糖	小さじ1
	みりん・しょうゆ	各小さじ1
ごはん		100g
b	酢	小さじ1½
	砂糖	小さじ1
	塩	ミニスプーン½
いり白ごま		小さじ½
しょうがの甘酢漬け（市販品）		3g

1人分 332kcal／塩分1.5g

1 油揚げは熱湯でゆで、3辺の縁を切り落とし、正方形に広げる。
2 なべにaを合わせて油揚げを入れ、弱火で5～6分煮、さまして味をなじませる。
3 温かいごはんにbを加えてあおぎながら混ぜ、いりごまを混ぜる。
4 ラップの上に油揚げを広げ、3のすしめしをのせて広げ、端からくるくると巻く。
5 食べやすく切って器に盛り、しょうがの甘酢漬けを添える。

いなりずし、かんぴょう巻きなど、甘辛味のすしが食べやすいことがあります。いずれも市販品でもよいのですが、小ぶりのものを選びましょう。大きいものを切って盛りつけてもいいでしょう。

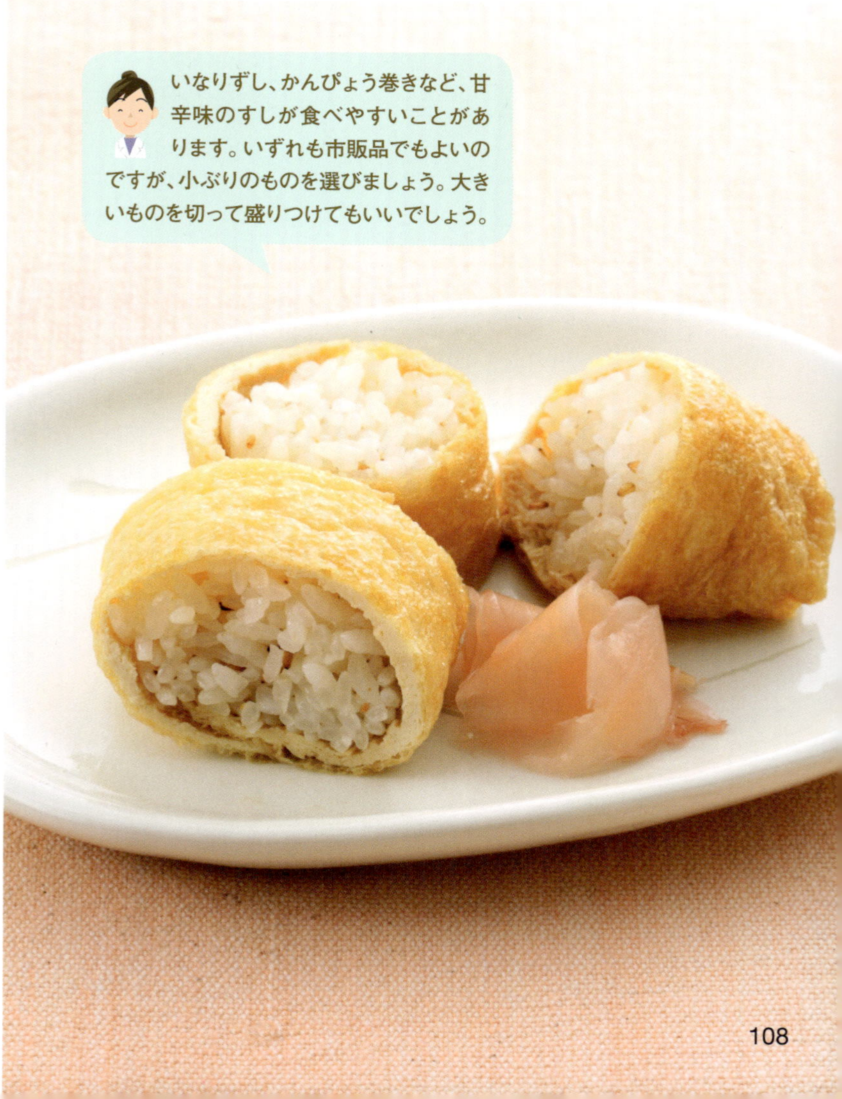

鮮やかな赤色と、甘酸っぱさが食欲を促してくれます。口内炎などでミニトマトの皮がかみきりにくい場合は、完熟トマトの皮をむいて刻み、はちみつとレモン汁をからめるだけでも。

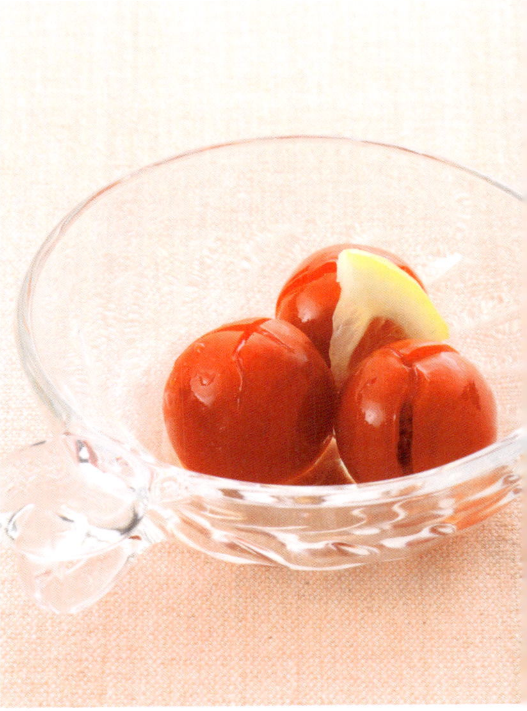

不溶性食物繊維 2.1g

ミニトマトのピクルス

材料（作りやすい量）

ミニトマト……1パック（200g）

a
- 酢……⅖カップ
- 水……⅖カップ
- 砂糖……大さじ3
- 塩……小さじ½
- 粒こしょう……3粒

しょうがの薄切り……1枚

レモンの薄切り……1枚

1人分 91kcal／塩分0.6g

1 ミニトマトはへたを除いて頭に十字の切り目を入れ、耐熱容器に入れる。

2 aを小なべに合わせてひと煮立ちさせ、熱いところを**1**に注ぐ。

3 しょうがとレモンを2つに切って加え、あら熱がとれたら冷蔵庫で保存する。

調理メモ

時間とともにだんだんしぼんできますが、冷蔵庫で3～4日持ちます。

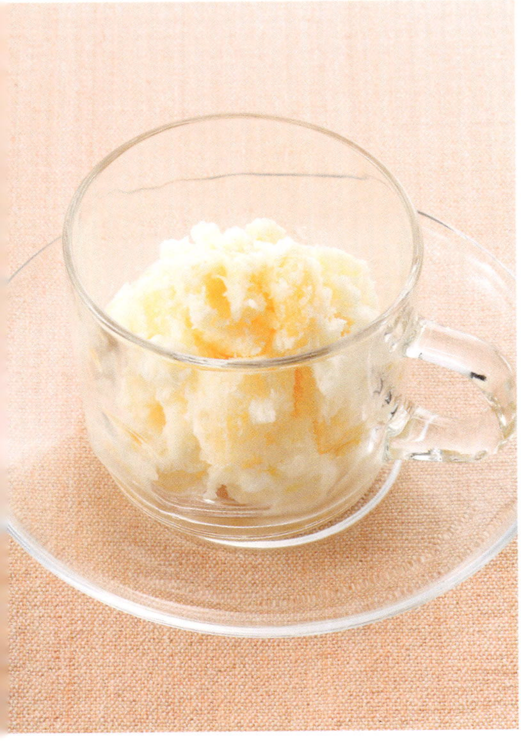

ヨーグルトやアイスクリームはのどごしがよく、食べられないときの栄養補給に絶好です。市販品をいろいろ選んだり、プレーンなものに好きな果物を混ぜてかため直しても。どんな味だろうかという好奇心が、食欲を呼び起こしてくれるかもしれません。

不溶性食物繊維 0.2g

桃のヨーグルトアイス

材料（作りやすい量／8人分）

白桃缶（缶汁を除いて）……1缶（170g）

プレーンヨーグルト……200g

砂糖……大さじ3

1人分 41kcal／塩分0g

1 桃は缶汁をきって小さめの一口大に切る。

2 冷凍用密閉ポリ袋に、桃とヨーグルト、砂糖を入れ、袋の外から手で桃をつぶしながらもみ混ぜる。

3 空気を抜いて封をし、冷凍庫で1時間ほど冷やす。とり出して袋の外からもみ込み、冷凍庫で1時間冷やしてからもみ込む作業を2～3回くりかえす。

調理メモ

冷凍庫で1か月は保存できます。白桃缶の代わりに、フレッシュな桃、いちご、マンゴーなどを使っても。一度もみ混ぜたときに味をみて、砂糖やはちみつ、レモン汁などを加えて調整するとよいでしょう。

化学療法（抗がん剤）による症状

末梢神経障害

大腸がんの化学療法では、末梢神経障害がよく現われます。冷たいものに触れて手足のしびれが起こることが多いので、水仕事の多い調理もつらくなりがちです。手のしびれがあっても作りやすく、全身を温める煮込み料理や蒸し物を紹介します。調理がつらいときは調理済み食品を活用しても。

末梢神経障害があるときの
食事のポイント

おすすめ	避けたい
・温かい料理 （体を温めるもの）	・冷たい料理 ・冷たい飲み物 ・刺激のあるもの

不溶性食物繊維 1.9g

れんこん入り鶏団子なべ

材料（1人分）

	鶏ひき肉	50g
	みそ	小さじ½
a	れんこんのすりおろし	25g
a	おろししょうが	小さじ1/10
a	ねぎ（みじん切り）	1cm分
a	かたくり粉	小さじ¼
	青梗菜	½株（50g）
	にんじん	20g
	春雨（乾燥）	10g
	だし	1¼カップ
b	塩	ミニスプーン1弱
b	しょうゆ	小さじ1
b	酒	小さじ1
b	みりん	小さじ1

1人分 172kcal／塩分2.4g

1 ボールにひき肉とみそを合わせてよく練り、aを加えてなめらかになるまでさらによく混ぜ合わせる。
2 青梗菜は食べやすい大きさに切る。にんじんは薄い短冊切りにする。
3 春雨ははさみで食べやすく切り、水でもどしてざるにあげる。
4 卓上なべにだしを沸かし、1をスプーン2本で一口大に丸めながら入れる。色が変わったらにんじんと春雨を加えて煮る。団子が浮き上がり、にんじんに火が通ったらbで味を調え、青梗菜を加えて好みのかたさに煮る。

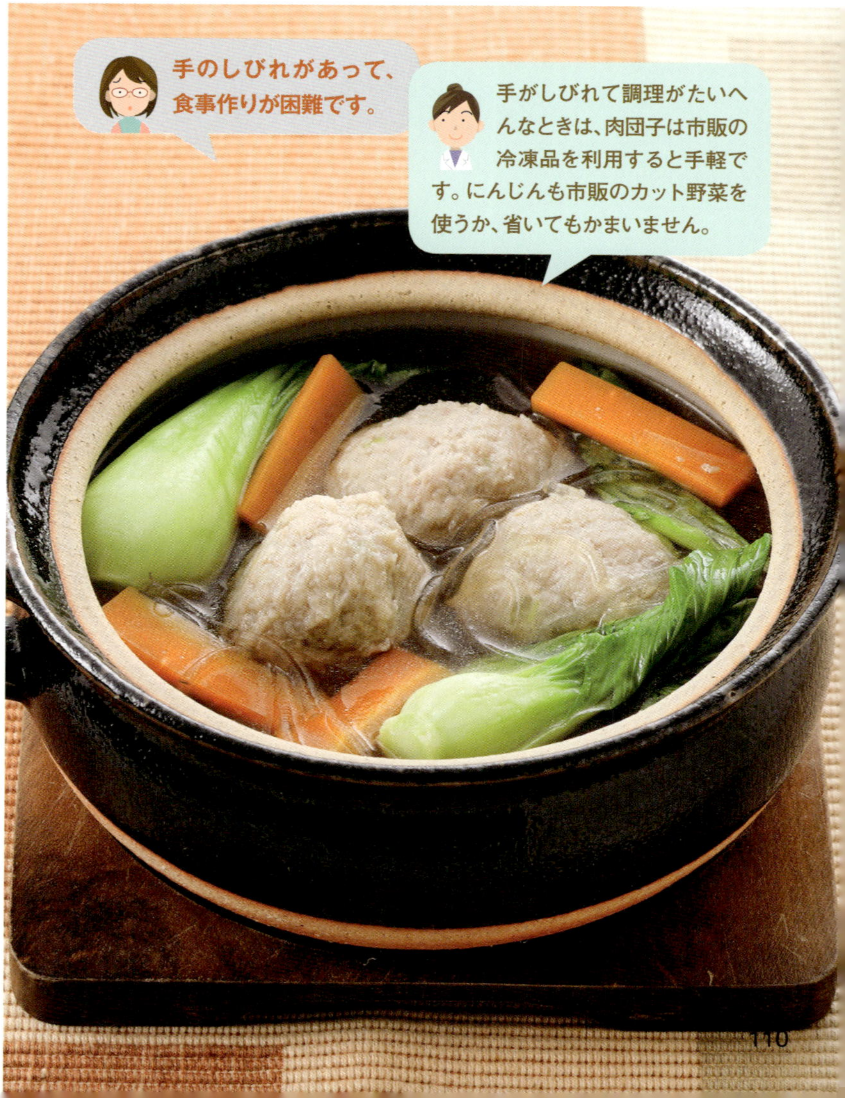
手のしびれがあって、食事作りが困難です。
手がしびれて調理がたいへんなときは、肉団子は市販の冷凍品を利用すると手軽です。にんじんも市販のカット野菜を使うか、省いてもかまいません。

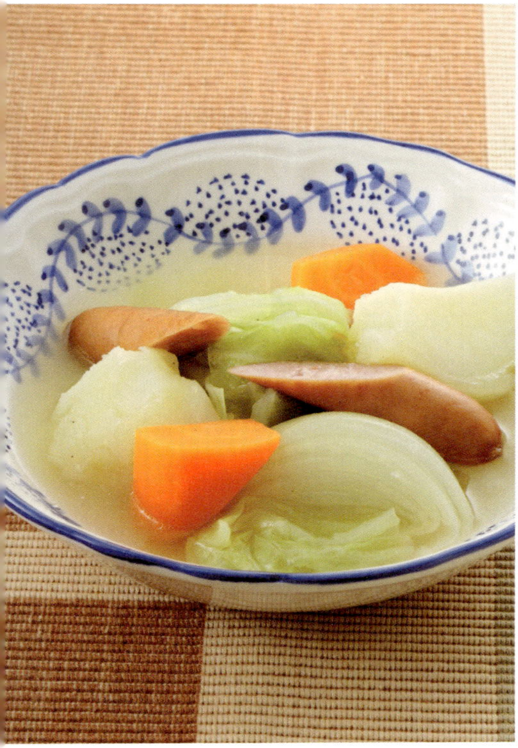

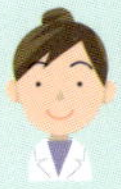

いろいろな野菜から出るうま味や甘味が溶け込んだスープが、全身を温めてくれます。カリフラワーやセロリ、トマトを入れたり、ソーセージの代わりにツナやホタテ缶を入れるなど、好みで応用できます。

不溶性食物繊維 2.1g

ソーセージとじゃが芋のポトフ

材料（作りやすい量／2人分）

ウインナソーセージ　2本（40g）
じゃが芋…………1個（100g）
にんじん……………½本（50g）
玉ねぎ………………………70g
キャベツ…………2枚（140g）
水………………………2カップ
顆粒ブイヨン…………小さじ½
a［塩……………ミニスプーン2
　 こしょう………………少量

1人分　143kcal／塩分1.6g

1 ソーセージは斜め半分に切る。
2 じゃが芋は4つに切る。にんじんは乱切り、玉ねぎはくし形に、キャベツはざく切りにする。
3 なべに2を入れて水とブイヨンを加え、火にかける。煮立ったら火を弱めてふたをして約20分煮る。ソーセージを加えてひと煮してaで味を調える。

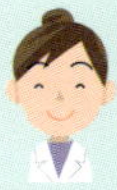

具は麩や湯葉、豆腐、冷凍の青菜、はんぺん、カニ風味かまぼこなどにしてもいいですね。調理済みの市販品もあるので活用してみてください。

不溶性食物繊維 0.2g

茶わん蒸し

材料（作りやすい量／2人分）

むきエビ……………2尾（50g）
かまぼこ……………2枚（20g）
生しいたけ…………1枚（14g）
卵………………………………1個
a［だし…………………¾カップ
　 塩…………ミニスプーン1弱
　 しょうゆ……ミニスプーン½
三つ葉……………………………2本

1人分　75kcal／塩分0.9g

調理メモ

蒸し器がなければ、なべかフライパンに湯を1〜2cm張り、器を置いて蒸します（38㌻参照）。

1 エビは縦に半分に切り、背わたを除く。かまぼこは1枚を半分に切る。しいたけは軸を落として薄切りにする。
2 卵はボールに割りほぐし、aを混ぜ合わせる。
3 器に1を入れ、2の卵液を万能こし器を通して注ぐ。
4 蒸気の立った蒸し器に3を入れ、ぬらしてかたく絞ったふきんをかませてふたをして強火にかける。卵液の表面が白くなったら弱めの中火にして約7分蒸す。
5 串を刺して濁った卵液が出なくなれば蒸し上がり。3cm長さに切った三つ葉をのせてふたをして蒸らす。

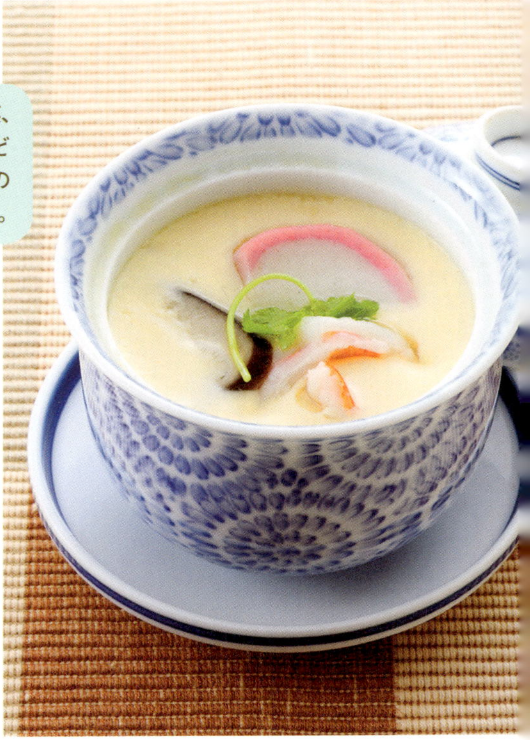

食べられないときの助けになる少量で高エネルギーの食品

手術後のおなかのはりがあって食事がたくさん食べられないときや、化学療法（抗がん剤）や放射線療法を受けた場合、治療による副作用で食べられなくなるときがあります。治療を続けるためには体力の維持がたいせつですから、食べられないときは、少量で高エネルギーの栄養機能性食品を利用するのも一つの方法です。

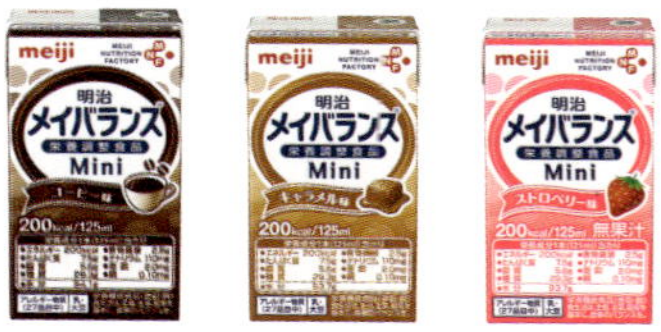

明治メイバランスMini
〈コーヒー味、キャラメル味、ストロベリー味など〉
株式会社 明治

エネルギーだけでなく、たんぱく質や食物繊維、ビタミン、ミネラルも補給。味の種類も豊富です。ドラッグストアなどでも購入できるカップタイプもあります。

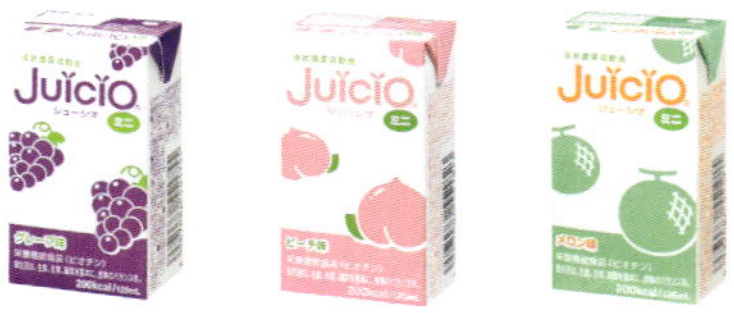

JuiciO Ⓡミニ
〈グレープ味、ピーチ味、メロン味など〉
ニュートリー株式会社

ジュースのようなさわやかな味わいで飲みやすい。味はオレンジやマンゴー、いちごなど果物味のラインナップなのでミルク風味が苦手なかたにおすすめです。

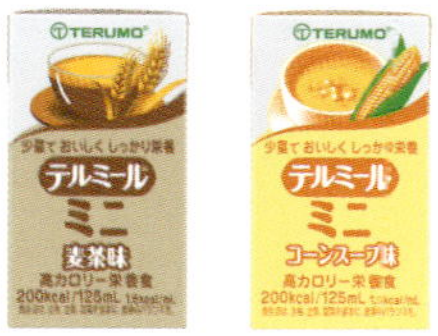

テルミールミニ
〈麦茶味、コーンスープ味など〉
テルモ株式会社

少量で高エネルギーがとれるうえ、ビタミンやミネラルもしっかり補給。コーンスープ味は甘いものが苦手なかたにおすすめです。味はコーヒー味やバナナ味もあります。

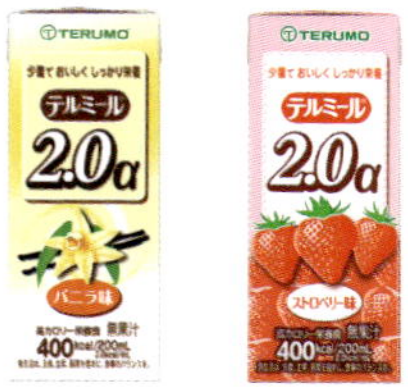

テルミール2.0α
〈バニラ味、ストロベリー味〉
テルモ株式会社

1mℓあたり2.0kcalと高エネルギー。1本飲めば400kcalとほぼ1食分のエネルギーが補給できます。

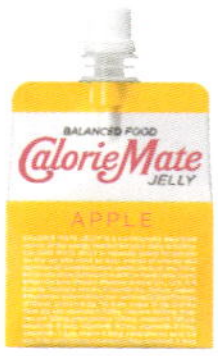

カロリーメイトゼリー
大塚製薬株式会社

さっぱりとした味で、飲み込みやすいゼリータイプ。のどごしさわやかなアップル味です。

ご利用のさいは医師や栄養士にご相談ください。

大腸がんの治療最新情報

大腸がんの治療法を、最新の 2014 年版『大腸癌治療ガイドライン』に添って解説します。がん研有明病院で行なわれている最新治療の情報も盛り込んでいます。ご自身や家族の病気を理解し、自分にとって最適な治療を選択する一助としてください。

解説◎小西　毅
(元 がん研有明病院　大腸外科医長)

1 大腸がんの種類と病期分類

ポリープ型のほか、粘膜に直接発生するがんもあります

大腸がんは発症した部位で結腸がんと直腸がんとに分けられますが、発生の仕方による分類もあります。一つは大腸粘膜にできたポリープががん化した「ポリープ型」です。ポリープはきのこやイボのように盛り上がった腺腫で、多くは良性ですが、1cm以上のもの、歪んだ形や色調に変化があるものはがん化する確率が高いとされます。

もう一つは、正常な大腸粘膜に直接できる「デノボがん」です。このがんは見た目は平坦ですが、悪性度が高く、進行がんになりやすいといわれています。

このほか、がんが形にならずに広がる「スキルス型大腸がん」があります。悪性度が高く非常に早く進行しますが、発症率は1%以下とまれです。

図1 大腸の構造と大腸の壁の構造

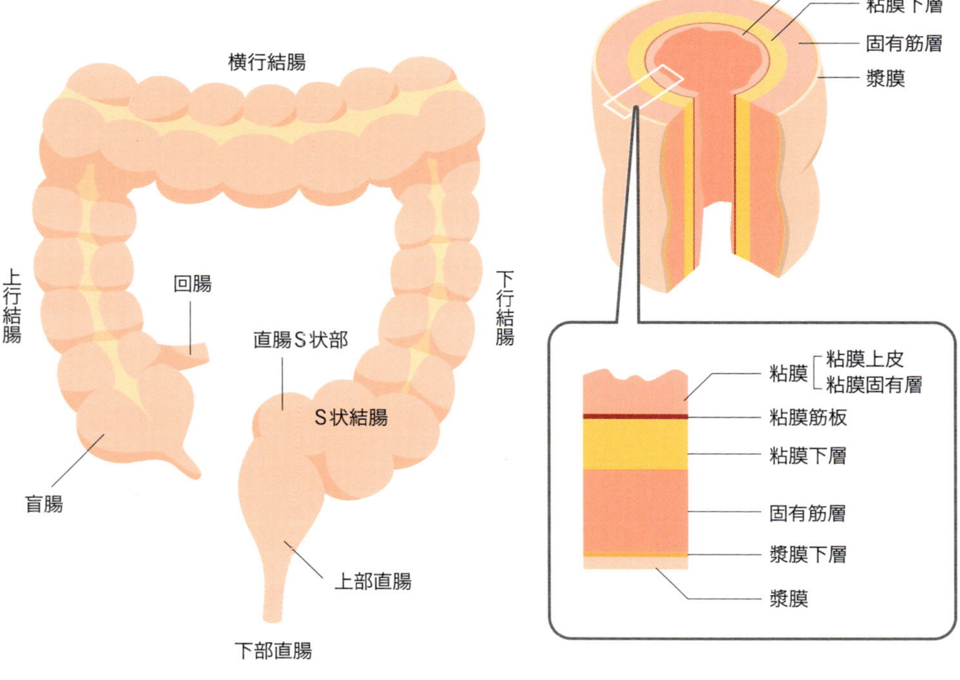

治療方針を決める最も重要な判断材料は病期（ステージ）分類

患者さんが最も気になるのは、がんの進行度でしょう。進行度はがんの進み方を示す尺度で、日本では「病期（ステージ）」分類が用いられます。

病期は、がんの大きさではなく、大腸の壁のどこまで浸潤しているかを示す「深達度」、リンパ節への転移の程度、大腸以外の臓器や腹膜への遠隔転移の有無を組み合わせて判定されます。

便潜血検査に続く内視鏡検査と病理検査でがんと診断されると、腹部CT、MRI検査、胸部X線・CT検査、超音波内視鏡検査など、多くの画像検査が行なわれます。これらの検査結果をもとに病期が判定されます。

表1をご覧ください。がんが粘膜内または粘膜下層にとどまっているものを「早期がん」、固有筋層を超えて浸潤したものを「進行がん」と呼びます。これをステージ分類に照らすと、ステージⅠには早期がんと進行がんが含まれています。

ステージⅡでは、固有筋層を超えてさらにどこまで浸潤しているか、ステージⅢでは、リンパ節転移の数と場所で細分化されます。

ステージⅢ、Ⅳでは、がんの深達度はすでに問題とされません。つまりその前、少なくとも転移のないステージⅡ、できればがんが固有筋層にとどまっているうちに、さらに粘膜下層にとどまっているうちに発見、治療することが望まれます。

また、病期が同じでも、結腸がんか直腸がんか、ポリープ型がんかデノボがんか、さらには病理検査でわかった悪性度によっても、がんの進み方は異なります。治療方針はそうしたさまざまな条件を加味して検討されます。

表1 大腸がんの病期（ステージ）分類

ステージ0	がんが粘膜内にとどまる
ステージⅠ	がんが粘膜下層、または固有筋層にとどまり、リンパ節移転がない
ステージⅡ	がんが固有筋層より深く浸潤しているが、リンパ節転移はない
ステージⅢ	リンパ節に転移している
ステージⅣ	腹膜、肝臓、肺などへ転移している

図2 ポリープ型とデノボがん

ポリープ型

大腸粘膜にできたポリープ（きのこのように盛り上がった腫瘍）ががん化したもの

デノボがん

大腸粘膜に直接がんができたもの

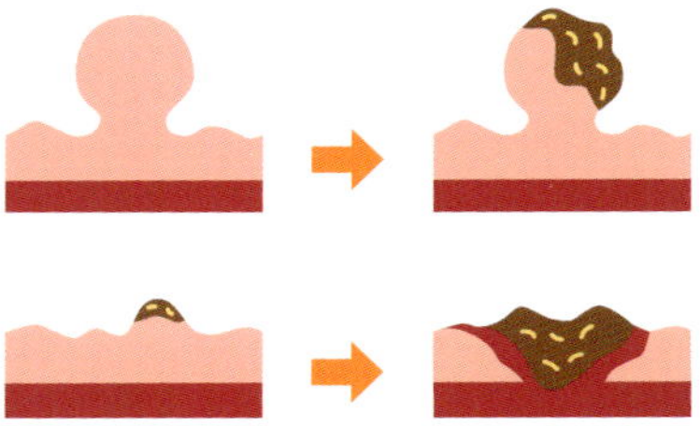

2 大腸がんのステージと治療方法

2014年の『大腸癌治療ガイドライン』改訂で治療の選択肢が拡大

大腸がんの治療方針を決める基本とされるのは、ステージ分類に添って標準的な治療法が示されている『大腸癌治療ガイドライン』です。ガイドラインは日本全国どの医療機関にかかっても、エビデンス（科学的根拠）に裏付けられた「標準治療」が受けられるよう定められたものです。

『大腸癌治療ガイドライン』は2014年に3年ぶりの改訂が行なわれ、より体に負担なく高い治療効果が期待できる治療法の適用範囲が広がりました。これまで自己負担だった治療法が、保険適用された「標準治療」となったわけです。

ステージ0ならデノボがんでも内視鏡的切除術が標準治療

大腸がんの切除術のうち、最も患者さんへの体の負担が軽いのは内視鏡的治療です。適用されるのは、ステージ0と、ステージIの浸潤が軽いものです。

内視鏡的切除術では、ポリープ型の茎の部分に金属製の輪をかけて高周波電流で焼き切ります。平らなデノボがんは、粘膜下に生理食塩水を注入してふくらませて、金属製の輪で焼き切るEMR（内視鏡的粘膜切除術）が行なわれます。

2014年版ガイドラインでは、がんの周囲の粘膜をナイフで切開して粘膜下層をはぎ取るESD（内視鏡的粘膜下層剥離術）が保険適用になりました。ESDが加わったことで、これまで対象を2cm未満とされていた内視鏡的切除法が、5cm大まで保険適用で切除できます。

ただ、内視鏡的切除法であっても、穿孔や出血などの合併症の危険性は皆無ではありません。とくにESDは、薄い大腸の壁を剥離するので高い技術が必要とされ、合併症が起こる確率は高いといえます。

図3 病期（ステージ）分類による大腸がんの治療方針

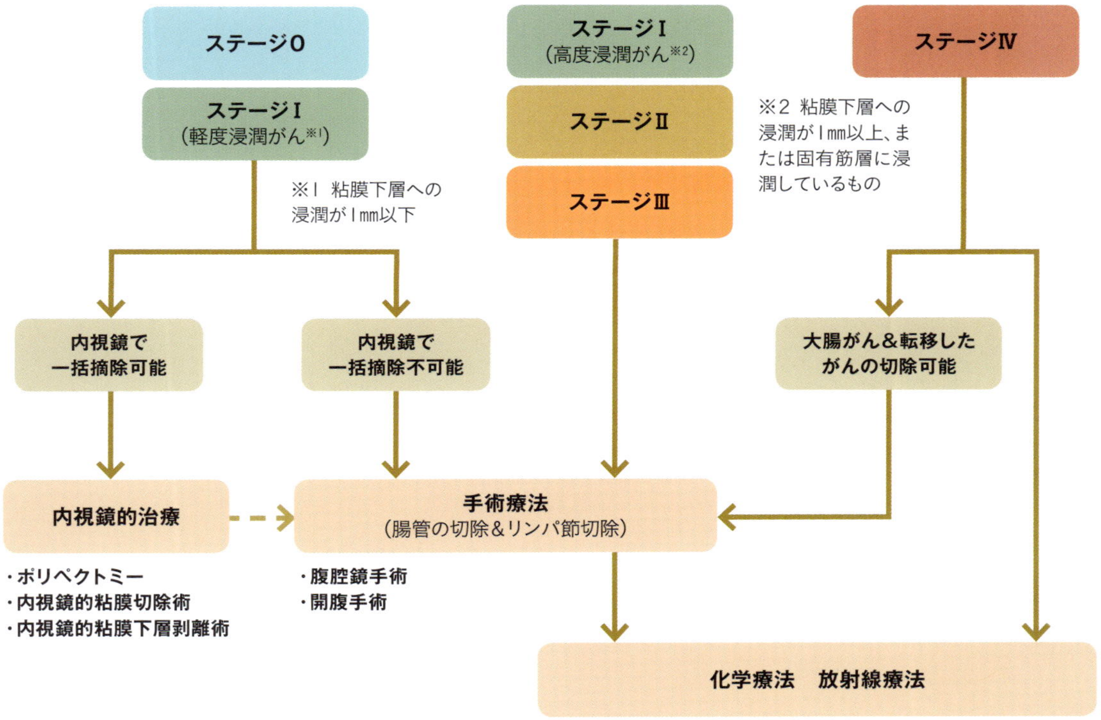

結腸がんと S状直腸がんの手術は 腹腔鏡手術が主流

ステージ0～Ⅰで内視鏡的治療ができない場合、またリンパ節の切除が必要なステージⅡ～Ⅲのがんの場合は、手術で切除します。

大腸がんの手術療法は、がんから7～10cm離れたところで腸管を切ること、転移のリスクのあるリンパ節を切除することが原則とされます。近年、開復手術より体の負担が少ない腹腔鏡手術が注目されていますが、手術療法の原則は変わりません。

腹腔鏡手術は、腹部に穴をあけて腹腔鏡と手術器具を挿入し、モニター画面を見ながら操作するため、高度な設備と技術力が必要です。これまでは腹腔鏡手術の適応は、結腸がんと直腸S状部がんの0～Ⅰ期に限られていました。しかし、2014年版ガイドラインでは、リンパ節の切除が必要な進行がんステージ分類の記述が消えて、ステージⅡ、Ⅲや肛門に近い直腸がんでも腹腔鏡手術が保険適用になりました。

　このように腹腔鏡手術の適応が広がったのは、器具と技術力の進歩によるものですが、ステージⅡ、Ⅲのリンパ節の切除や直腸がんの切除はむずかしいため、2014年版ガイドラインは「手術チームの習熟度を充分に考慮するように」としています。

施設によっては直腸がんも腹腔鏡手術が可能です

　腹腔鏡手術は、図4のようにおなかに数か所穴をあけ、切除した腸管とリンパ節をとり出すために4〜5㎝切開します。手術時間は開腹手術より長くなりがちですが、術後の出血や痛みが少なく、創跡の感染症や癒着による腸閉塞などの合併症もあまり起きません。腸の回復も早く、術後1週間で普通食が食べられます。

　こうしたメリットがある反面、腹腔鏡の操作に習熟していないと、リンパ節の切除が充分にできなかったり、最悪の場合はほかの臓器を損傷する危険性も否定できません。

　がん研有明病院では2014年実績で、大腸がんの手術707例の95％が腹腔鏡手術です。結腸がんの92％、直腸がんでは97％が腹腔鏡手術です。このように当病院では2005年以来、結腸がんとともに直腸がんにも腹腔鏡手術を行なってきました。経験を重ね、技術力を磨いてきた成果だと自負しています。

　全国的にみると、腹腔鏡手術ができる施設は全体の3割ほどです。そのなかで、進行がんや直腸がんにも腹腔鏡手術を行なえる施設はまだ少なく、設備と医師の格差が大きいのが現状です。

結腸がんは、術後の機能障害がほとんどありません

　前述したように、腹腔鏡手術でも開腹手術でも、切除術は同じです。ここでは部位別に手術の要点を紹介しましょう。

　結腸がんは、上行結腸、横行結腸、下行結腸、S状結腸、いずれに発生しても、原則通りがんの両端7〜10㎝のところで腸管を切除し、リンパ節を切除することはむずかしくありません。また、

残った結腸のほうが長いだけに、術後の機能障害もほとんどなく、リンパ節切除による後遺症もありません。

ただし、結腸がんも開腹手術をした場合は、感染症や癒着など、合併症のリスクはあるので、予防につとめる必要があります。

直腸がんでは肛門と自律神経の温存が命題

一方、直腸がんの手術は複雑です。直腸は15～20㎝と短く、肛門に続きます。骨盤の奥にあって、周囲には膀胱や尿道、性器があり、これらをコントロールする自律神経が直腸に張り付くように分布しています。

そのため、直腸がんの手術では、肛門と自律神経をいかに温存して、原則通りの切除術を行なうかが命題とされてきました。とくに肛門に近い下部直腸がんでは、肛門の温存がむずかしく、人工肛門（ストーマ）を設置する手術が主流でした。

しかし、ＣＴやＭＲＩなどの画像診断の進歩、器械による縫合技術の進歩などにより、いまでは直腸がんの８割は肛門温存術が行なわれています。肛門温存術が最も難しい肛門から５㎝以内の下部直腸がんでも、肛門括約筋の一部を残す「括約筋間直腸切除術（ＩＳＲ）」の導入で、肛門機能の温存が期待できるようになりました。

なお、自律神経も温存できるケースが多く、排尿機能や男性の性機能はほとんど温存されますが、がんの場所によっては障害が残ることがあります。ただ、排尿機能障害は軽い場合は薬で治療できます。導尿が必要になった場合も、続けていると機能障害が改善される可能性があります。

図４ 腹腔鏡の手術の方法

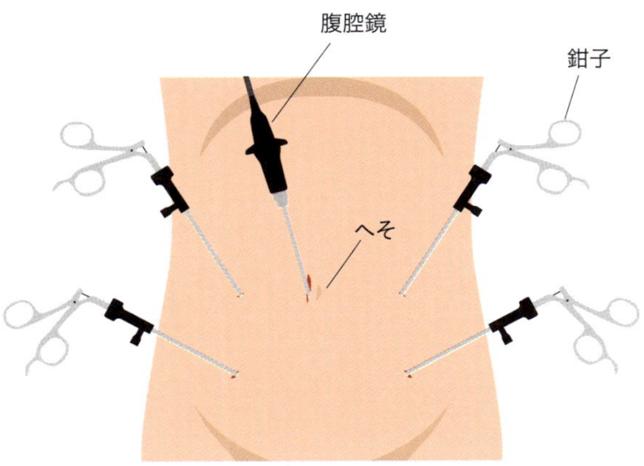

腹部を数か所小さく切開し、腹腔鏡や鉗子を挿入します。

3 大腸がんの術後補助化学療法

術後補助化学療法は内服薬もあり自宅で治療できます

すでにリンパ節転移があるステージⅢでは、術後補助化学療法を行なうことで、再発を抑える効果が確認されています。ステージⅡでも切除された大腸がんのくわしい検査などで再発の危険性が高い場合は、術後補助化学療法を行なうことがありますが、確かな効果は確認されていません。

術後補助化学療法は、50年ほど前に開発された5-FUという薬を主役にした組み合わせが数種類あります。静脈注射や点滴で投与するほか、内服薬もあります。内服薬は処方通りにきちんと自己管理して服用できれば、自宅で治療できるのが大きなメリットです。

これらのうち、最も強い延命効果があるとされているのは、5-FUやカペシタビンにオキサリプラチンを組み合わせたFOLFOX療法、XELOX療法です。FOLFOX療法は、手術で皮下に薬剤を注ぎ込むポート（挿入口）を埋め込み、小型の携帯ポンプから持続的に投与します。2週間に1回、点滴を受け、持続静注は2日くらいですが、その間は日常生活ができます。がん研有明病院では、このような点滴による術後補助化学療法も、外来で行なえるシステムが確立しています。

分子標的薬の登場で、進行・転移がんの治療成績がさらに向上

すでに肝臓や肺などに転移があるステージⅣでは、大腸がんの原発巣と転移巣を切除できれば手術を先行し、手術ができない場合は化学療法や放射線療法など、切除以外の治療法を行なうのが基本とされています。

こうした切除できない進行がん、および手術後に再発した大腸がんの化学療法の標準治療とされたのは、FOLFOX療法や、オキサリプラチンをイリノテカンに置きかえたFOLFIRI療法

です。

その成績をさらに延ばしたのが分子標的薬の登場です。

分子標的薬はがん細胞だけを標的に、その増殖を阻害するのが特徴です。抗がん剤は全身の細胞の分裂・増殖を阻害するため、正常細胞をも攻撃してさまざまな副作用を生じますが、分子標的薬は正常細胞を障害しないため、治療効果が高く、副作用が少ないとされています。

２０１４年版ガイドラインでは、再発がんの治療方針に、切除できずに化学療法を行なった結果、がんが縮小して手術による切除ができる可能性が示されています。これはまさに分子標的薬による治療の進歩だといえます。

進行・再発がんに、新しい分子標的薬が登場

切除不能進行がんや再発した大腸がんの化学療法に、２０１４年版ガイドラインでは、さらに新たな選択肢が登場しました。ＦＯＬＦＯＸ療法やＦＯＬＦＩＲＩ療法とベバシズマブやセツキシマブ、パニツムマブとの併用などで１次、２次と化学療法を行なってなお、がんが縮小しない場合の３次治療として、スチバーガ（商品名レゴラフェニブ）という分子標的薬が承認されたのです。

ただし、スチバーガについては、日本での使用経験が少ないこと、患者さんの全身状態によっては有効性と安全性は評価されていないことが、ガイドラインに付記されており、慎重な適応が求められています。

Column　分子標的療法で個別治療が可能になる？

大腸がんに使われる分子標的薬は、細胞膜の表面に作用する「モノクローナル抗体」です。そのうちベバシズマブは血液中の血管内皮増殖因子に結合する抗体、セツキシマブとパニツムマブは細胞表面にある上皮成長因子を標的とする抗体です。

このような分子標的薬の作用は、標的とするがん細胞の構造により、効果が異なることがわかってきました。とくに注目されたのは、セツキシマブとパニツムマブが、ＲＡＳファミリーと呼ばれる３種類の遺伝子に変異があると治療効果が落ちることです。

特異な遺伝子の有無で治療効果が異なる分子標的薬は、化学療法に個別治療の時代を招来したのです。医療者にとってはより専門性と経験が必要とされますが、患者さんにとっては、効果のわからない化学療法の副作用に苦しまずにすむようになる、といえるかもしれません。

図5 再発大腸がんの治療方針

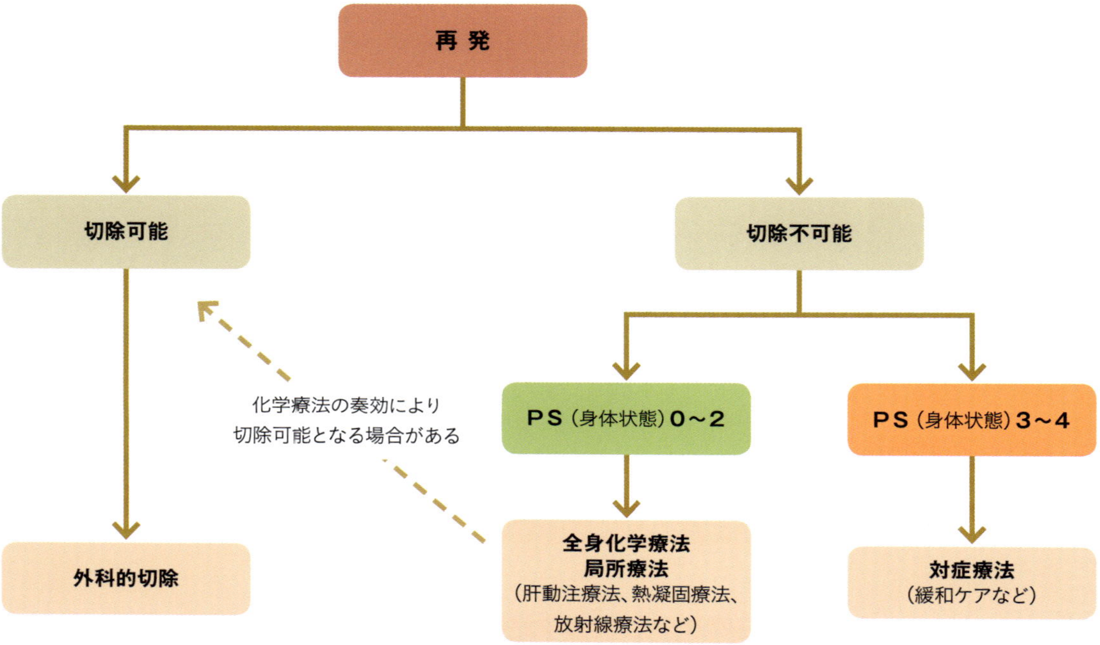

パフォーマンス・ステイタス（PS）

PS 0.	無症状で社会活動ができる
PS 1.	軽度の症状があるが、歩行、軽労働はできる。
PS 2.	歩行や身の回りのことはできるが、少し介助が必要。日中の50％以上は起居。
PS 3.	身の回りのことはある程度できるが、日中の50％以上は就床。
PS 4.	常に介助が必要。終日就床。

化学療法を受けるための適応基準

化学療法は、副作用がつきものです。抗がん剤は、正常細胞にも作用が及ぶため、骨髄抑制、吐き気、下痢・便秘、脱毛、神経症状、味覚障害など、さまざまな副作用が生じます。

分子標的薬にも特有の副作用があります。ベバシズマブは血圧の上昇や創傷治癒力の低下、まれですが、出血や消化管の穿孔、血栓塞栓症も報告されています。セツキシマブやパニツムマブは、吹き出物やひび割れなどの皮膚障害が起き、この副作用が強く出るほど効き目が高いとされます。

そのため、化学療法は治療を受ける適応基準として、患者さんの身体状態を示すパフォーマンス・ステイタス（PS）が良好で、肝臓と腎臓の機能が保たれていることを条件としています。また、切除不能進行・再発がんでは、抗がん剤と分子標的療法を組み合わせるため、治療対象を「強力な治療が適応となる患者」と規定しています。

一方で、「強力な治療が適応とならない患者」とは、身体状態により適応できないだけでなく、強い副作用が出ることを好まない、強力な治療をしなくてもがんが急に悪化する危険性が少ない、治療を受けてもがんが縮小して切除の可能性が乏しいなどのケースが想定されています。

強力な化学療法を受けないという選択肢も設定されています

強力な治療を受けない場合の治療法は、比較的副作用が少ない化学療法のほか、対症療法が推奨されています。がん研有明病院では、WHOが「治癒をめざす治療が有効でなくなった患者に対する全人的ケア」と位置付けている緩和ケアを行なう緩和病棟を設置しています。そうした専門的なケアを受けることも一つの方法です。

進行・再発しても、治療を諦める必要はない時代です。いざというときに自分が自分らしく生きるにはなにを選んだらよいか、よく考えてみましょう。

Column 直腸がんの治療で注目される術前化学放射線療法

大腸がんの治療ではこれまで、放射線療法は積極的に行なわれてきていませんでした。大腸がんに多い腺細胞がんは、放射線の感受性が低いうえ、手術による治療成績がよかったためです。

ただ、最近、直腸がんのステージⅡ、Ⅲの治療法として、手術前に化学療法と放射線療法を併用する術前化学放射線療法が注目されています。

直腸がんでは手術後も同じ場所に同じがんが現れる局所再発が起こることがあるため、その予防として、日本では直腸の横にあるリンパ節を切除します。欧米では、こうした症例ではリンパ節切除を省略し、代わりに術前化学放射線療法を行なっています。そこで日本でも最近、同じ治療法が試みられるようになり、高い生存率が得られていると報告されています。

この治療法が適応できる症例は主病巣やリンパ節転移のレベルによって限定され、治療できる放射線専門医や施設が限られ、まだ標準治療ではありません。しかし放射線療法の1つの可能性を示しています。なお、がん研有明病院では、本治療法を積極的にとり入れて、高い治療成績と肛門温存率を得ています。

掲載料理の栄養成分値一覧

銅 mg	ビタミンA（レチノール当量） µg	ビタミンD µg	ビタミンE（α-トコフェロール） mg	ビタミンK µg	ビタミンB_1 mg	ビタミンB_2 mg	ナイアシン mg	ビタミンB_6 mg	ビタミンB_{12} µg	葉酸 µg	ビタミンC mg	n-3系多価不飽和脂肪酸 g	n-6系多価不飽和脂肪酸 g	コレステロール mg	水溶性食物繊維 g	不溶性食物繊維 g	食塩相当量 g
0.13	16	19.0	2.0	8	0.03	0.28	7.2	0.54	17.7	24	13	4.16	1.62	66	0.4	0.7	0.8
0.10	19	8.8	1.0	8	0.14	0.25	8.6	0.45	8.5	26	4	1.39	1.11	51	0.3	0.4	1.7
0.11	122	5.0	0.5	2	0.06	0.23	5.9	0.31	5.2	37	6	1.60	0.30	33	0.3	1.1	2.0
0.07	177	1.0	1.7	55	0.06	0.33	0.8	0.07	0.5	56	6	0.39	2.21	233	0.1	0.4	0.9
0.01	34	0	0	0	0.01	0	0	0.02	0	3	1	0	0	0	0.1	0.2	0.9
0.07	0	0	0.3	0	0.04	0.03	0.8	0.02	0	23	2	0.05	0.56	0	0.3	1.2	0.8
0.02	1	0	0.1	0	0.01	0.01	0.1	0.02	0	3	2	0	0.01	0	0.2	0.7	0
0.17	**212**	**1.0**	**2.1**	**55**	**0.12**	**0.37**	**1.7**	**0.13**	**0.5**	**85**	**11**	**0.44**	**2.78**	**233**	**0.7**	**2.5**	**2.5**
0.11	2	0	0.3	1	0.40	0.12	3.3	0.18	0.2	14	2	0.04	0.76	27	0.4	1.1	2.8
0.04	6	0.3	0.2	7	0.02	0.03	0.6	0.02	0.4	6	3	0.06	0.13	8	0.1	0.2	1.0
0.15	**8**	**0.3**	**0.5**	**8**	**0.42**	**0.15**	**3.9**	**0.20**	**0.6**	**20**	**5**	**0.10**	**0.89**	**35**	**0.5**	**1.3**	**3.7**
0.01	33	0	0.1	1	0.04	0.14	0.1	0.04	0.1	11	1	0.01	0.08	12	0	0	0.1
0.03	19	5.6	0.7	2	0.08	0.30	7.8	0.37	4.2	22	19	1.31	0.48	48	0.1	0.4	1.1
0.15	4	0	0.6	5	0.05	0.03	1.0	0.05	0.3	21	2	0.01	0.01	46	0.2	1.0	0.9
0.04	1	0	0.1	0	0.04	0.01	0.2	0.04	0.1	4	2	0	0.03	0	0.1	0.3	0.3
0.09	0	0	0	0	0.02	0	0.2	0.02	0	2	0	0	0.07	0	0	0.2	0
0.31	**24**	**5.6**	**1.4**	**7**	**0.19**	**0.34**	**9.2**	**0.48**	**4.6**	**49**	**23**	**1.32**	**0.59**	**94**	**0.4**	**1.9**	**2.3**
0.64	**277**	**6.9**	**4.1**	**71**	**0.77**	**1.00**	**14.9**	**0.85**	**5.8**	**165**	**40**	**1.87**	**4.34**	**374**	**1.6**	**5.7**	**8.6**
0.04	11	13	1.5	7	0.04	0.38	2.7	0.18	3.1	14	2	0.24	0.08	71	0	0.3	2.0
0.09	33	0.5	0.5	100	0.43	0.23	3.6	0.36	0.4	103	51	0.11	1.17	103	0.6	1.8	0.9
0.05	34	0.1	0.4	24	0.06	0.06	5.6	0.27	0.1	20	9	0.04	0.74	40	0.1	0.6	0.6
0.20	16	0	0.4	23	0.13	0.13	3.2	0.30	0.4	32	7	0.35	3.19	23	0.2	1.0	1.3
0.04	2	0	0.4	12	0.04	0.07	0.4	0.14	0	57	51	0.02	0.27	0	0.2	1.5	0.8
0.05	74	0	0.3	53	0.04	0.05	1.3	0.11	0.2	55	16	0.18	1.14	0	0.3	1.0	1.0
0.07	40	0	1.6	13	0.06	0.05	0.8	0.17	0	41	45	0.02	0.28	0.3	0.5	1.4	0.8
0.07	2	0	0.1	3	0.03	0.04	1.3	0.07	0.5	35	9	0.01	0	11	0.4	0.7	1.0

- 「日本食品標準成分表2010」(文部科学省) に基づき、栄養計算ソフト『栄養Pro, Ver.2.00』(女子栄養大学出版部) で算出しています。
- 食品成分のデータがない場合は、それに近い食品 (代用品) で算出しました。
- 煮物の煮汁や汁めんのめんつゆは、可食分を考慮して計算しました。
- 水分量については、調理前の分量で算出したため、加熱調理による蒸発分や水もどしによる吸水分など、調理による増減は考慮していません。目安量としてとらえてください。

ページ	料理名	栄養価の単位	エネルギー kcal	水分 g	たんぱく質 g	脂質 g	炭水化物 g	ナトリウム mg	カリウム mg	カルシウム mg	マグネシウム mg	リン mg	鉄 mg	亜鉛 mg
	手術前から退院直後の食事													
	●免疫力を応援する料理													
17	サンマのカレームニエル	1人分	366	71.7	19.3	27.9	5.6	302	252	49	34	194	1.75	1.0
18	サバのおろし煮	1人分	226	155.2	17.9	12.2	10.0	671	394	21	37	210	1.2	0.9
18	イワシのつみれ汁	1人分	156	253.3	11.8	7.2	10.3	780	449	63	38	170	1.3	0.8
	●退院直後の献立													
24	朝食 *Breakfast menu*													
	ほうれん草とチーズのオムレツ	1人分	178	76.0	10.2	13.4	3.1	344	230	123	22	171	1.4	0.9
	オニオンスープ	1人分	7	163.5	0.2	0	1.7	340	31	4	2	5	0	0
	ジャムトースト	1人分	188	30.4	5.7	2.7	35.3	302	70	19	13	52	0.4	0.5
	レンジりんご	1人分	44	51.0	0.1	0.1	11.7	0	66	2	2	6	0	0
	朝食合計	1人分	**417**	**320.9**	**16.2**	**16.2**	**51.8**	**986**	**397**	**148**	**39**	**234**	**1.8**	**1.4**
25	昼食 *Lunch menu*													
	肉うどん	1人分	268	327.6	14.3	4.8	39.8	1083	224	18	27	134	0.8	1.1
	ちくわときゅうりの梅肉あえ	1人分	40	38.7	4.1	0.6	4.6	386	81	11	9	43	0.4	0.1
	昼食合計	1人分	**308**	**366.3**	**18.4**	**5.4**	**44.4**	**1469**	**305**	**29**	**36**	**177**	**1.2**	**1.2**
26	間食 *Eating between meals*													
	オリゴヨーグルト	1人分	97	91.5	3.6	3.0	15.7	48	170	120	12	100	0	0.4
26	夕食 *Dinner menu*													
	サワラの塩麹風味ホイル焼き	1人分	167	82.9	16.5	7.8	6.0	447	440	16	28	182	0.7	0.9
	なすとエビの中国風煮	1人分	45	129.9	6.1	0.1	5.3	340	183	30	20	79	0.2	0.5
	長芋のせん切り	1人分	31	42.0	1.1	0.1	6.4	103	178	8	9	14	0.3	0.1
	全がゆ	1人分	156	182.6	2.4	0.2	34.5	0	26	2	7	31	0	0.7
	夕食合計	1人分	**399**	**437.4**	**26.1**	**8.2**	**52.2**	**890**	**827**	**56**	**64**	**306**	**1.2**	**2.2**
	一日合計	1人分	**1221**	**1216.1**	**64.3**	**32.8**	**164.1**	**3393**	**1699**	**353**	**151**	**817**	**4.2**	**5.2**
	●腸にやさしい主菜													
28	カレイの煮つけ	1人分	127	193.0	20.8	1.3	8.4	796	412	53	39	226	0.5	0.9
28	ひき肉とキャベツの重ね蒸し	1人分	189	178.4	14.6	10.8	8.2	353	466	66	32	164	1.3	1.9
29	棒々鶏	1人分	152	95.5	11.4	9.0	5.9	220	276	20	20	106	0.6	0.4
29	豆腐の鶏そぼろ煮	1人分	177	239.3	14.5	9.1	8.8	531	358	140	53	175	1.7	1.0
	●腸にやさしい副菜													
30	カリフラワーのホットサラダ	1人分	76	60.4	1.9	4.1	9.3	309	255	16	12	42	0.4	0.4
30	白菜の煮浸し	1人分	57	174.6	2.8	2.6	7.1	377	281	64	26	66	0.7	0.4
31	ラタトゥイユ	⅓量	68	121.5	1.3	4.2	7.4	319	290	18	18	38	0.4	0.3
31	大根とサクラエビの煮物	1人分	36	185.2	2.2	0.1	7.2	408	302	56	22	56	0.3	0.2

銅 mg	ビタミンA（レチノール当量） µg	ビタミンD µg	ビタミンE（α-トコフェロール） mg	ビタミンK µg	ビタミンB_1 mg	ビタミンB_2 mg	ナイアシン mg	ビタミンB_6 mg	ビタミンB_{12} µg	葉酸 µg	ビタミンC mg	n-3系多価不飽和脂肪酸 g	n-6系多価不飽和脂肪酸 g	コレステロール mg	水溶性食物繊維 g	不溶性食物繊維 g	食塩相当量 g
0.05	26	0.3	0.2	3	0.04	0.10	1.5	0.05	0.6	14	1	0.07	0.45	71	0.1	0.4	0.9
0.04	28	0.3	0.4	4	0.03	0.10	0.5	0.05	0.2	21	3	0.10	0.60	72	0.2	1.1	1.2
0.21	190	0	1.2	141	0.11	0.13	1.2	0.19	0	146	28	0.20	0.98	7	0.7	1.5	0.7
0.08	128	0.3	0.2	3	0.09	0.14	0.9	0.17	0.2	21	22	0.04	0.20	22	0.5	0.8	0.8
0.11	1	0	0.2	4	0.04	0.04	3.3	0.18	0.3	7	1	0.01	0.13	24	0	0.3	1.2
0.15	26	0.1	0.7	4	0.18	0.06	1.9	0.16	0.1	20	20	0.04	0.51	9	0.3	0.9	1.2
0.08	24	0.1	0.2	30	0.06	0.10	2.7	0.09	0.2	9	2	0.06	1.07	49	0.3	0.7	1.8
0.21	86	1.0	1.4	63	0.12	0.28	0.4	0.14	0.7	75	21	0.58	3.65	238	0.4	1.0	1.3
0.03	38	0.2	0.3	24	0.03	0.09	0.1	0.03	0.2	13	1	0.03	0.07	6	0.1	0.9	0.1
0.01	26	0.2	0.1	1	0.03	0.10	0.1	0.02	0.2	4	1	0.02	0.08	8	0	0	0.1
0.09	13	0.1	1.6	5	0.06	0.07	0.2	0.05	0.1	24	3	0.14	1.26	4	0.2	0.1	0.1
0.09	41	0.3	0.6	3	0.10	0.18	0.7	0.24	0.2	27	8	0.06	0.70	78	0.5	1.0	0.6
0.03	80	0.1	1.3	9	0.05	0.08	0.5	0.06	0.1	12	9	0.16	0.94	11	0.4	0.8	0.3
0.09	93	0.6	0.7	6	0.07	0.19	0.8	0.05	0.3	32	0	0.12	1.14	136	0.2	1.1	1.0
0.03	50	0	0.2	2	0.07	0.26	0.2	0.07	0.2	19	4	0.02	0.18	19	0	0.1	0.2
0.19	28	0.3	0.8	4	0.05	0.13	2.0	0.06	2.0	14	0	0.04	0.32	83	0	0.2	1.0
0.10	833	10.5	3.0	9	0.43	0.64	3.2	0.14	1.9	50	3	1.53	1.08	347	0.1	0.6	1.8
0.13	12	0	1.1	16	0.11	0.16	3.9	0.37	0.8	27	41	0.29	1.71	42	0.5	0.9	1.4
0.14	5833	0.1	0.2	6	0.16	0.76	1.9	0.28	18.5	543	8	0.11	0.16	154	0	0	0.7
0.15	0	0	0.1	12	0.10	0.04	0.2	0.06	0	11	0	0.19	1.31	0	0.1	0.2	1.9
0.05	258	0.1	3.5	13	0.05	0.13	0.9	0.14	0.5	38	24	0.23	0.78	18	0.6	2.3	0.7
0.17	183	1.0	1.3	63	0.10	0.31	1.3	0.11	0.6	63	4	0.13	1.30	231	0.6	2.0	3.5
0.12	27	0	0.5	27	0.04	0.04	0.4	0.06	0	30	16	0	0.10	0	0.2	1.0	1.4
0.24	14	0	0.5	168	0.08	0.18	0.6	0.11	0	61	5	0.19	1.16	0	1.1	2.2	1.5
0.37	36	1.5	2.2	39	1.89	0.73	17.7	1.09	1.3	45	8	0.98	7.91	228	0.3	2.0	7.5
0.57	544	0.5	7.0	39	0.89	0.58	13.0	1.40	2.1	126	53	0.25	2.74	142	3.1	5.2	7.8
0.04	28	18.4	0.4	7	0.11	0.12	5.7	0.47	5.5	10	1	1.94	0.13	51	0	0.1	1.5
0.04	105	0	0.6	81	0.04	0.06	0.2	0.05	0	70	13	0.04	0.01	0	0.3	0.8	0.8
0.10	0	0.1	0.1	5	0.06	0.06	2.3	0.06	0.5	22	1	0.11	0.68	0	0.2	0.9	1.3
0.15	0	0	0	0	0.03	0.02	0.3	0.03	0	5	0	0	0.15	0	0	0.5	0
0.33	**133**	**18.5**	**1.1**	**93**	**0.24**	**0.26**	**8.5**	**0.61**	**6.0**	**107**	**15**	**2.09**	**0.97**	**51**	**0.5**	**2.3**	**3.5**
0.34	62	0.8	4.4	29	0.21	0.16	6.2	0.38	0.5	25	28	0.63	5.17	15	0.9	2.2	2.3
0.02	35	0.1	0.3	27	0.07	0.02	0.8	0.06	0	25	18	0.15	0.81	4	0.2	0.5	1.0
0.36	**97**	**0.9**	**4.7**	**56**	**0.28**	**0.18**	**7.0**	**0.44**	**0.5**	**50**	**46**	**0.78**	**5.98**	**19**	**1.1**	**2.7**	**3.3**

ページ	料理名	栄養価の単位	エネルギー kcal	水分 g	たんぱく質 g	脂質 g	炭水化物 g	ナトリウム mg	カリウム mg	カルシウム mg	マグネシウム mg	リン mg	鉄 mg	亜鉛 mg
	●腸にやさしい汁物													
32	長芋とろろのみそ汁	1人分	50	176.9	3.6	2.2	3.9	369	204	22	15	64	0.6	0.3
32	中国風コーンスープ	1人分	96	194.2	3.3	3.1	13.7	479	131	13	14	63	0.6	0.5
33	ほうれん草の豆乳ポタージュ	1人分	105	246.7	5.3	4.8	10.6	258	669	46	67	88	2.4	0.8
33	野菜のポタージュ	1人分	153	216.9	3.9	8.0	16.7	309	400	96	22	105	0.3	0.5
	●腸にやさしい主食													
34	貝柱と鶏ささ身の中華がゆ	1人分	209	289.9	10.7	0.6	38.0	462	171	10	20	110	0.2	1.1
34	トマトリゾット	1人分	253	243.4	7.0	5.5	42.6	472	234	28	19	134	0.4	1.0
35	鶏塩にゅうめん	1人分	242	321.9	12.0	7.4	29.2	728	157	11	17	108	0.4	1.0
35	豆腐のお好み焼き	1人分	249	154.8	14.2	13.1	17.1	505	301	162	42	214	2.0	1.3
	●腸にやさしい間食													
36	抹茶ミルクくずもち	⅛量	88	50.2	2.6	2.1	14.7	28	117	63	10	60	0.4	0.3
37	牛乳もち	⅓量	106	61.8	2.3	2.7	18.3	29	109	77	8	68	0.1	0.3
37	豆乳レモンババロア	1個分	112	105.8	4.8	3.8	15.5	54	173	61	17	63	0.9	0.5
38	バナナとヨーグルトのホットケーキ	½量	272	87.9	7.4	4.9	50.4	232	381	105	28	166	0.6	0.6
38	かぼちゃの蒸しパン	1個分	145	44.1	3.2	4.2	23.4	106	193	60	11	80	0.2	0.3
39	フレンチトースト	1人分	303	70.6	10.0	13.1	35.8	410	140	66	18	128	0.9	1.0
39	レモンヨーグルトのきな粉かけ	1人分	113	136.6	6.6	4.7	11.0	89	324	214	23	184	0.1	0.7
	●手術後に食べたい傷の治りを助ける料理													
40	カニ雑炊	1人分	151	265.7	8.6	2.0	23.3	379	200	28	23	126	0.5	1.9
40	ウナ玉	1人分	258	200.7	19.2	16.2	8.9	708	364	118	25	280	1.6	2.2
41	じゃが芋入り青椒肉絲	1人分	230	122.2	13.7	12.1	15.7	558	503	11	34	152	1.4	3.0
41	鶏レバーのしぐれ煮	⅙量	55	40.2	8.2	1.3	2.4	293	158	4	11	133	3.8	1.4
	●調理の手間を省く包丁いらずの料理													
42	豆腐入りはるさめスープ	1人分	130	313.2	6.0	4.2	16.5	742	150	43	44	81	0.8	0.5
42	冷凍かぼちゃのマッシュサラダ	1人分	136	66.2	5.0	6.9	13.6	270	320	113	23	143	0.5	0.9
43	落とし卵と冷凍ほうれん草のうどん	1人分	388	490.3	16.0	6.8	61.8	1360	192	73	39	178	2.0	1.2
43	冷凍ブロッコリーの簡単リゾット	1人分	250	244.0	4.5	2.7	50.8	550	119	12	13	51	0.3	0.7
44	冷凍とろろとオクラの納豆あえ	1人分	96	67.3	6.6	2.7	12.5	594	378	49	43	79	1.1	0.7
	●調理の手間を省く作りおきソース													
45	肉みそそぼろ	全量	946	256.5	61.8	53.5	47.7	2966	1181	65	99	606	5.1	8.1
45	ミートソース	全量	706	685.3	43.1	43.3	34.3	3079	1965	91	117	505	5.9	7.9
	日常生活に戻ってからの食事													
	●社会復帰前後の献立													
49	**朝食** *Breakfast menu*													
	塩ザケ	1人分	160	51.7	18.0	8.9	0.2	576	261	15	25	217	0.3	0.3
	ほうれん草のおろしあえ	1人分	15	52.7	1.1	0.1	2.8	303	253	19	23	18	0.6	0.2
	豆腐となめこのみそ汁	1人分	41	198.2	3.3	1.5	4.2	495	217	29	28	70	0.7	0.3
	ごはん 150g	1人分	252	90.0	3.8	0.5	55.7	2	44	5	11	51	0.2	0.9
	朝食合計		**468**	**392.6**	**26.2**	**11.0**	**62.9**	**1376**	**775**	**68**	**87**	**356**	**1.8**	**1.7**
50	**昼食** *Lunch menu*													
	ペンネのツナ入りトマトソース	1人分	400	153.1	16.9	14.7	48.0	898	604	61	63	200	1.9	1.3
	ハムとキャベツのコールスローサラダ	1人分	49	41.2	2.1	3.5	2.4	407	103	17	8	44	0.2	0.2
	昼食合計		**449**	**194.3**	**19.0**	**18.2**	**50.4**	**1305**	**707**	**78**	**71**	**244**	**2.1**	**1.5**

	銅 mg	ビタミンA（レチノール当量） µg	ビタミンD µg	ビタミンE（α-トコフェロール） mg	ビタミンK µg	ビタミンB_1 mg	ビタミンB_2 mg	ナイアシン mg	ビタミンB_6 mg	ビタミンB_{12} µg	葉酸 µg	ビタミンC mg	n-3系多価不飽和脂肪酸 g	n-6系多価不飽和脂肪酸 g	コレステロール mg	水溶性食物繊維 g	不溶性食物繊維 g	食塩相当量 g
	0.06	141	1.5	0.7	10	0.09	0.47	0.2	0.09	1.0	31	2	0.12	0.97	250	0	0	0.4
	0.06	58	0.3	0.4	19	0.11	0.26	5.5	0.60	0.4	21	2	0.16	1.36	119	0.2	0.3	1.4
	0.14	68	0.4	0.6	0	0.08	0.07	2.0	0.14	0.5	34	5	0.06	0.27	4	0.8	1.6	1.0
	0.15	0	0	0	0	0.03	0.02	0.3	0.03	0	5	0	0	0.15	0	0	0.5	0
	0.03	7	0	0.2	0	0.05	0.02	0.4	0.05	0	17	20	0	0	0	0.2	0.2	0
	0.38	**133**	**0.7**	**1.2**	**19**	**0.27**	**0.37**	**8.2**	**0.82**	**0.9**	**77**	**27**	**0.22**	**1.78**	**123**	**1.2**	**2.6**	**2.5**
	1.13	**504**	**21.6**	**7.7**	**178**	**0.88**	**1.28**	**23.9**	**1.96**	**8.4**	**265**	**90**	**3.21**	**9.70**	**443**	**2.8**	**7.6**	**9.6**
	0.08	20	0.1	1.1	73	0.74	0.19	7.8	0.45	0.3	72	38	0.39	3.48	61	0.4	1.4	1.4
	0.13	14	0.1	1.8	28	0.83	0.25	4.6	0.37	0.3	30	2	0.79	4.25	69	0.3	0.6	1.3
	0.16	54	0.5	1.5	32	0.31	0.28	4.6	0.41	1.0	37	16	0.37	2.36	105	0.4	1.1	1.8
	0.24	61	0.4	1.0	60	0.16	0.22	3.6	0.24	1.0	70	7	0.46	3.01	36	0.3	1.5	1.5
	0.14	19	8.8	0.8	7	0.13	0.25	8.6	0.45	8.5	30	2	1.29	0.61	52	0.1	0.9	2.2
	0.08	49	6.7	1.7	7	0.20	0.32	8.2	0.36	3.0	13	3	2.68	0.32	58	0.2	0.6	1.2
	0.07	83	1.0	1.9	15	0.12	0.13	1.8	0.16	1.3	17	13	0.55	2.41	58	0.3	0.7	1.8
	0.27	8	0.2	0.8	28	0.37	0.15	2.5	0.27	0.2	31	3	0.59	4.51	31	0.3	0.9	1.4
	0.11	104	0.6	1.0	15	0.13	0.15	1.3	0.09	0.3	17	7	0.38	1.87	129	0.3	0.7	0.8
	0.08	14	0	0.2	17	0.02	0.02	0.2	0.03	0	15	7	0.01	1.17	0	0.1	0.6	0.3
	0.05	41	0	1.1	5	0.06	0.02	0.7	0.10	0	23	16	0.02	0.29	0	0.4	0.8	0.8
	0.02	13	0	0.2	6	0.01	0.01	0.2	0.02	0	8	5	0	0	0	0.1	0.3	1.0
	0.07	126	0.5	0.9	50	0.04	0.16	0.3	0.08	0.3	53	13	0.19	1.50	116	0.1	0.8	0.7
	0.01	34	0	0	0	0.01	0.01	0.1	0.03	0	18	6	0	0	0	0.3	0.5	0.2
	0.06	40	0	0.3	10	0.03	0.05	1.1	0.07	0.1	21	1	0.08	0.60	15	0.6	0.9	0.5
	0.05	19	0	1.4	5	0.07	0.04	0.7	0.13	0.1	21	58	0.14	1.02	0	0.2	1.2	0.7
	0.04	11	0	0.2	28	0.03	0.03	0.2	0.04	0	44	3	0.02	0.56	0	0.1	0.7	1.3
	0.02	3	0.1	0.1	39	0.07	0.03	0.4	0.08	0.1	39	24	0.03	0.33	5	0.2	0.7	1.2
	0.11	105	0.1	0.3	2	0.24	0.12	3.5	0.18	0.7	36	6	0.09	0.77	20	0.7	1.6	1.5
	0.07	4	0	0.2	7	0.05	0.05	1.8	0.06	0.5	23	2	0.05	0.24	1	0.2	1.4	1.3
	0.20	11	0.4	0.1	7	0.06	0.06	1.5	0.12	0.1	10	0	0.16	0.52	15	0.1	0.7	0.7
	0.30	57	0.1	1.1	7	0.24	0.15	3.1	0.32	0.5	42	3	0.14	1.41	38	0.5	4.0	1.9
	0.29	54	0	1.8	7	0.20	0.12	2.4	0.28	12.6	39	13	0.07	0.94	12	1.2	2.3	2.4
	0.27	170	0.5	1.7	40	0.14	0.21	2.2	0.16	7.0	50	5	0.15	2.81	204	0.8	1.5	2.4
	0.03	47	0	0.3	1	0.03	0.10	0.2	0.01	0.5	7	0	0.04	0.24	15	0.3	0.1	0.6
	0.06	645	0	0.2	1	0.03	0.22	1.1	0.04	1.2	23	0	0.07	0.68	20	0.1	0.1	0.5
	0.04	0	0	0	0	0	0.01	0.1	0.01	0	3	0	0	0.07	0	0	0.2	0.4
	0.01	88	0.1	0.2	3	0.03	0.11	0.1	0.03	0.1	10	3	0.04	0.25	28	0	0	0.1
	0.01	20	0.2	0.1	1	0.02	0.08	0.3	0.02	0.2	3	1	0.01	0.05	6	0	0	0.1
	0.05	5	0	0.3	0	0.03	0.02	0.3	0.08	0	23	25	0.01	0.01	0	0.3	0.7	0

ページ	料理名	栄養価の単位	エネルギー kcal	水分 g	たんぱく質 g	脂質 g	炭水化物 g	ナトリウム mg	カリウム mg	カルシウム mg	マグネシウム mg	リン mg	鉄 mg	亜鉛 mg
50	**間食** *Eating between meals*													
	カスタードプリン	1個分	342	187.2	11.9	11.5	47.6	140	304	198	22	243	1.0	1.3
51	**夕食** *Dinner menu*													
	鶏つくねの照り煮	1人分	201	121.6	19.9	9.1	7.7	548	325	33	32	127	1.4	0.9
	さつま揚げと根菜の煮物	1人分	92	196.7	4.5	0.9	17.9	413	556	30	28	82	0.7	0.4
	ごはん　150ｇ	1人分	252	90.0	3.8	0.5	55.7	2	44	5	11	51	0.2	0.9
	果物の盛り合わせ	1人分	24	53.0	0.6	0.1	6.1	2	147	8	7	11	0.2	0.1
	夕食合計		**569**	**461.3**	**28.8**	**10.6**	**87.4**	**965**	**1072**	**76**	**78**	**271**	**2.5**	**2.3**
	一日合計		**1828**	**1235.4**	**85.9**	**51.3**	**248.3**	**3786**	**2858**	**420**	**258**	**1114**	**7.4**	**6.8**
	●腸の回復を応援する主菜													
52	豚肉のしょうが焼き	1人分	342	176.5	21.3	23.4	9.3	561	566	43	42	224	0.8	1.9
52	ヒレカツ	1人分	285	98.0	21.1	14.3	15.9	496	437	22	34	220	1.4	1.9
53	ハンバーグ	1人分	302	177.9	18.9	18.6	12.8	712	581	59	44	217	2.4	3.4
53	牛すき煮	1人分	288	227.4	16.4	19.5	10.6	580	493	154	55	229	1.9	3.2
54	サバのみそ煮	1人分	205	183.4	18.4	10.4	7.9	872	352	27	39	215	1.5	1.0
54	ブリの梅しょうゆ麹焼き	1人分	235	74.2	18.6	14.2	6.9	461	898	10	25	117	1.2	0.6
55	タラの南蛮漬け	1人分	193	143.3	18.8	7.3	11.8	715	483	44	36	262	0.5	0.7
55	麻婆豆腐	1人分	265	270.7	18.5	15.9	10.4	558	394	190	60	248	2.0	2.0
	●腸の回復を応援する副菜													
56	マカロニサラダ	1人分	201	48.4	8.8	9.1	19.6	322	156	26	23	126	1.0	0.9
56	たたききゅうりのごま酢あえ	1人分	35	48.8	0.8	2.9	1.8	115	107	31	13	26	0.3	0.2
57	トマトのオニオンサラダ	1人分	66	101.2	0.9	4.4	6.6	331	220	13	12	33	0.3	0.1
57	きゅうりともずくの酢の物	1人分	26	81.5	0.4	0	6.6	392	72	5	4	11	0.1	0.1
58	青梗菜と卵のオイスターソースいため	1人分	83	89.2	4.1	5.9	3.1	276	207	69	16	73	1.1	0.6
58	大根とにんじんのなます	1人分	24	61.2	0.2	0.1	5.7	86	130	13	6	10	0.1	0.1
59	鶏ごぼう	1人分	68	62.1	3.2	3.1	6.7	194	161	15	20	49	0.3	0.5
59	れんこんの塩きんぴら	1人分	69	90.2	1.3	2.9	10.6	259	285	13	12	46	0.3	0.2
	●腸の回復を応援する汁物													
60	わかめとレタスの中国風スープ	1人分	26	208.3	0.9	1.4	3.1	515	135	27	13	24	0.3	0.2
60	キャベツとベーコンのスープ	1人分	55	253.2	2.0	4.0	3.1	489	125	23	10	37	0.2	0.3
61	豚汁	1人分	110	261.5	7.9	5.1	8.1	579	417	36	34	114	0.8	1.1
61	なすとみょうがの赤だし	1人分	32	206.7	2.2	0.6	5.1	510	260	27	24	53	0.6	0.2
	●腸の回復を応援する主食													
62	アジの干物と梅干しの混ぜごはん	1人分	287	107.7	8.3	2.0	56.3	287	142	32	24	107	0.5	1.1
62	キーマカレー	1人分	498	220.7	16.8	13.9	72.5	750	403	39	41	192	1.9	3.3
63	アサリとトマトのスープスパゲティ	1人分	319	274.1	11.6	6.3	52.1	952	478	72	78	160	2.4	1.5
63	海鮮チヂミ	1人分	358	167.2	16.5	8.9	49.9	942	379	83	53	216	1.7	1.4
	●腸の回復を応援する間食													
64	ビスケット＆チーズ	1人分	130	8.1	5.1	6.2	13.1	238	33	161	7	140	0.2	0.6
64	クラッカーのレバーペーストのせ	1人分	99	7.2	3.0	6.2	8.0	205	38	10	4	48	1.2	0.5
64	せんべい＆乳酸菌飲料	1人分	137	57.7	2.6	0.3	31.0	154	26	3	5	20	0.2	0.3
65	ヨーグルトムース	1個分	156	80.8	4.5	9.5	13.1	42	133	91	9	76	0	0.3
65	コーヒーゼリー＆ミルク	1人分	66	107.2	2.9	2.0	9.1	25	100	58	8	50	0	0.2
65	フルーツマリネ	1人分	49	61.1	0.6	0.1	12.8	0	142	11	9	16	0.2	0.1

銅 mg	ビタミンA（レチノール当量） µg	ビタミンD µg	ビタミンE（α-トコフェロール） mg	ビタミンK µg	ビタミンB_1 mg	ビタミンB_2 mg	ナイアシン mg	ビタミンB_6 mg	ビタミンB_{12} µg	葉酸 µg	ビタミンC mg	n-3系多価不飽和脂肪酸 g	n-6系多価不飽和脂肪酸 g	コレステロール mg	水溶性食物繊維 g	不溶性食物繊維 g	食塩相当量 g
0.11	161	1.0	0.9	70	0.09	0.31	1.4	0.15	0.7	65	14	0.12	0.96	231	0.4	0.8	1.6
0.06	1	0	0.2	22	0.03	0.03	1.5	0.05	0.5	25	8	0.24	1.52	0	0.2	0.8	1.4
0.15	0	0	0	0	0.03	0.02	0.3	0.03	0	5	0	0	0.15	0	0	0.5	0
0.03	1	0	0.2	0	0.02	0.01	0.2	0.02	0	45	31	0.01	0.02	0	0.3	0.5	0
0.35	**163**	**1.0**	**1.3**	**92**	**0.17**	**0.37**	**3.4**	**0.25**	**1.2**	**140**	**53**	**0.37**	**2.65**	**231**	**0.9**	**2.6**	**3.0**
0.11	44	0.1	0.6	1	0.18	0.12	2.2	0.07	0.6	28	10	0.11	0.98	21	0.3	1.4	1.9
0.21	42	0.1	1.5	6	0.11	0.09	1.7	0.20	0.2	35	13	0.19	1.57	9	0.8	2.8	1.3
0.01	28	0	0.8	14	0.02	0.04	0.3	0.07	0	24	29	0	0	0	0.1	0.4	0.7
0.33	**114**	**0.2**	**2.9**	**21**	**0.31**	**0.25**	**4.2**	**0.34**	**0.8**	**87**	**52**	**0.30**	**2.55**	**30**	**1.2**	**4.6**	**3.9**
0.09	165	1.0	2.0	61	0.11	0.37	1.1	0.16	0.5	98	46	0.23	1.52	233	0.3	1.4	0.7
0.06	15	0	0.3	0	0.05	0.27	0.6	0.26	0.4	17	8	0	0.02	6	0.1	1.0	0.8
0.05	6	0	0.5	0	0.11	0.03	0.5	0.09	0	41	63	0	0	0	0.3	0	0
0.20	**186**	**1.0**	**2.8**	**61**	**0.27**	**0.67**	**2.2**	**0.51**	**0.9**	**156**	**117**	**0.23**	**1.54**	**239**	**0.7**	**2.4**	**1.5**
0.13	73	0.7	1.2	16	0.19	0.21	2.0	0.09	0.6	40	10	0.29	1.37	135	0.6	0.7	1.9
0.07	250	0	3.1	53	0.08	0.12	1.3	0.21	0	88	56	0.01	0.02	0	0.8	2.6	0.9
0	11	0	0	0	0.02	0.25	0.2	0.06	0.4	2	0	0	0.02	6	0	0	0.3
0.20	**334**	**0.7**	**4.3**	**69**	**0.29**	**0.58**	**3.5**	**0.36**	**1.0**	**130**	**66**	**0.30**	**1.41**	**141**	**1.4**	**3.3**	**3.1**
0.06	34	0.1	0.8	53	0.06	0.16	4.2	0.18	0.3	15	6	0.37	2.87	78	0	0.4	1.5
0.06	1	0	0	0	0.05	0.02	0.8	0.11	0	13	21	0.01	0.01	0	0.4	0.4	0.5
0.12	210	0	1.3	162	0.08	0.13	0.6	0.11	0	132	21	0.08	0.72	0	0.5	1.6	0.6
0.20	0	0	0	0	0.04	0.02	0.4	0.04	0	6	0	0	0.20	0	0	0.6	0.1
0.44	**245**	**0.1**	**2.1**	**215**	**0.23**	**0.33**	**6.0**	**0.44**	**0.3**	**166**	**48**	**0.46**	**3.80**	**78**	**0.9**	**3.0**	**2.7**
0.01	4	0.1	0.1	1	0.09	0.04	0.8	0.05	0.1	2	1	0.02	0.24	18	0	0	0.1
0.07	42	0.3	2.1	15	0.31	0.18	3.0	0.33	0.3	34	59	0.33	2.1	54	0.4	0.8	1.9
0.06	64	0.2	0.4	70	0.14	0.18	21.2	0.91	0.4	18	5	0.16	2.92	158	0	0.1	1.4
0.10	57	0.2	1.7	49	0.11	0.09	7.1	0.42	0.1	56	44	0.36	1.97	57	0.4	1.1	0.7
0.05	21	0	0.4	14	0.10	0.13	0.9	0.05	0	35	14	0.06	1.10	14	0.1	0.8	2.7
0.18	283	9.6	2.8	211	0.11	0.36	6.8	0.38	9.7	132	41	2.20	0.28	64	0.4	1.9	1.7
0.28	142	1.0	0.9	27	0.08	0.44	3.4	0.20	0.9	43	2	0.19	2.49	303	0.2	0.7	3.1
0.19	74	7.2	0.8	28	0.18	0.15	6.9	0.23	5.4	54	26	1.31	1.24	60	0.5	1.9	2.0
0.04	9	0	0.1	12	0.01	0.01	0.1	0.02	0	8	4	0	0	0	0.1	0.3	0.4
0.03	18	3.2	1.4	9	0.15	0.05	2.3	0.20	0.6	10	5	0.84	0.52	29	0.2	0.3	0.5
0.02	29	0.1	0.3	33	0.05	0.06	5.9	0.26	0.1	11	4	0.04	0.79	43	0	0.1	0.6
0.22	173	1.0	1.7	83	0.09	0.30	0.5	0.11	0.5	53	9	0.50	3.02	231	0.3	1.7	2.5

ページ	料理名	栄養価の単位	エネルギー kcal	水分 g	たんぱく質 g	脂質 g	炭水化物 g	ナトリウム mg	カリウム mg	カルシウム mg	マグネシウム mg	リン mg	鉄 mg	亜鉛 mg
67	**簡単に作れるスピード朝食①**													
	車麩と小松菜の卵とじ	1人分	148	181.7	10.8	6.0	12.7	631	355	91	25	156	2.4	1.1
	キャベツと油揚げのみそ汁	1人分	58	175.4	3.4	3.3	3.9	543	177	47	27	60	0.8	0.3
	ごはん　150ｇ	1人分	252	90.0	3.8	0.5	55.7	2	44	5	11	51	0.2	0.9
	いちご	1人分	17	45.0	0.5	0.1	4.3	0	85	9	7	16	0.2	0.1
	合計		**475**	**492.1**	**18.5**	**9.9**	**76.6**	**1176**	**661**	**152**	**70**	**283**	**3.6**	**2.4**
68	**簡単に作れるスピード朝食②**													
	ホットサンド	1人分	287	48.0	13.9	10.4	34.1	747	132	130	21	252	0.6	1.3
	ソーセージと大豆のトマトスープ	1人分	147	202.5	7.3	8.5	11.7	511	494	47	36	117	1.2	0.8
	リーフサラダ	1人分	15	30.2	0.6	0.1	3.0	293	82	14	8	13	0.2	0.1
	合計		**449**	**280.7**	**21.8**	**19.0**	**48.8**	**1551**	**708**	**191**	**65**	**382**	**2.0**	**2.2**
69	**簡単に作れるスピード朝食③**													
	チーズとミニトマトのスクランブルエッグ	1人分	169	112.9	11.4	11.5	4.9	283	298	129	22	198	1.5	1.0
	バナナシリアルヨーグルト	1人分	268	206.4	8.3	1.5	56.6	308	464	223	42	185	0.6	0.2
	オレンジジュース	1人分	63	132.2	1.1	0.2	16.1	2	285	14	15	27	0.2	0.2
	合計		**500**	**451.5**	**20.8**	**13.2**	**77.6**	**593**	**1047**	**366**	**79**	**410**	**2.3**	**1.4**
70	**簡単に作れるスピード弁当①**													
	ロールパンサンド２種	1人分	324	67.6	14.7	15.8	30.2	749	186	105	24	240	1.2	1.4
	温野菜の和風サラダ	1人分	70	101.8	2.7	0.3	14.9	353	420	27	26	62	0.7	0.4
	飲むヨーグルト	1人分	137	176.0	6.1	1.1	25.6	105	273	231	23	168	0.2	0
	合計		**531**	**345.4**	**23.5**	**17.2**	**70.7**	**1207**	**879**	**363**	**73**	**470**	**2.1**	**1.8**
71	**簡単に作れるスピード弁当②**													
	鶏肉のみそ照り焼き・ししとう添え	1人分	231	73.8	13.9	15.5	7.9	586	274	11	23	146	0.6	1.4
	粉吹き芋の青のりあえ	1人分	46	47.9	1.0	0.1	10.6	194	248	3	14	24	0.3	0.1
	ほうれん草のごまあえ	1人分	39	58.2	2.2	1.9	4.3	238	442	67	55	51	1.6	0.6
	ゆかりごはん	1人分	336	120.0	5.0	0.6	74.3	34	58	6	14	68	0.2	1.2
	合計		**652**	**299.9**	**22.1**	**18.1**	**97.1**	**1052**	**1022**	**87**	**106**	**289**	**2.7**	**3.3**
	●あると安心、手作りストック食品													
72	肉団子	1個分	36	13.8	2.8	2.2	1.0	59	51	3	3	28	0.2	0.4
72	肉団子と野菜の甘酢あん	1人分	188	132.1	9.8	10.7	12.5	756	331	21	22	118	1.0	1.4
73	蒸し鶏	1枚分	386	155.0	39.1	23.2	1.4	553	617	11	48	343	0.6	1.2
73	蒸し鶏のハニーマスタードサラダ	1人分	196	172.4	13.2	12.0	8.6	273	452	29	33	152	0.7	0.7
	●市販品で作るお手軽メニュー													
74	冷凍ギョーザともやしのスープ	1人分	171	356.3	7.0	6.6	21.5	1052	257	52	10	80	1.2	0.2
74	サンマのかば焼き缶と小松菜の煮浸し	1人分	203	251.6	15.8	10.6	12.8	676	793	379	48	270	5.2	0.3
75	焼きとり缶で親子丼	1人分	519	310.5	28.8	13.6	67.3	1232	369	52	43	241	4.1	3.2
75	サケ缶でチャンチャン焼き	1人分	223	138.4	22.0	10.1	10.9	800	465	241	59	337	1.3	1.2
	●家庭でお酒を楽しむときのおすすめおつまみ													
81	きゅうりのうま味漬け	1人分	6	31.6	0.5	0	1.4	147	83	11	7	13	0.1	0.1
81	白身魚のカルパッチョ	1人分	128	58.9	9.3	8.4	3.0	194	260	13	19	111	0.2	0.3
81	鶏ハム	1人分	111	46.9	10.8	6.6	0.9	243	174	9	17	101	0.2	0.4
	ストーマをつけた場合の食生活													
	●ガスを抑えてくれるメニュー													
86	高菜漬けと卵のチャーハン	1人分	403	158.9	11.6	12.2	58.4	978	263	79	25	168	1.8	1.8

銅 mg	ビタミンA（レチノール当量） µg	ビタミンD µg	ビタミンE（α-トコフェロール） mg	ビタミンK µg	ビタミンB_1 mg	ビタミンB_2 mg	ナイアシン mg	ビタミンB_6 mg	ビタミンB_{12} µg	葉酸 µg	ビタミンC mg	n-3系多価不飽和脂肪酸 g	n-6系多価不飽和脂肪酸 g	コレステロール mg	水溶性食物繊維 g	不溶性食物繊維 g	食塩相当量 g
0.01	37	0.2	0.1	2	0.04	0.15	0.1	0.04	0.2	8	1	0.02	0.09	12	0	0	0.1
0.12	76	0.1	0.7	55	0.13	0.22	4.5	0.26	0.3	36	26	0.08	1.28	73	0.5	1.1	0.4
0.03	66	0.1	1.4	52	0.04	0.08	0.3	0.07	0	47	26	0.31	1.09	11	0.2	0.6	0.7
0.24	5	0	0.7	2	0.08	0.06	1.6	0.06	0.4	30	9	0.03	0.28	60	0.2	1.2	3.7
0.04	51	7.0	1.0	27	0.10	0.37	9.6	0.42	5.3	22	7	1.93	2.04	68	0	0.2	1.5
0.06	39	0.1	0.5	49	0.08	0.16	4.1	0.16	0.3	16	19	0.09	1.52	78	0.4	0.5	0.6
0.10	11	0.2	1.2	165	0.35	0.13	3.1	0.36	0.2	175	124	0.13	1.08	16	1.2	3.7	2.3
0.07	24	0	0.5	9	0.05	0.05	0.8	0.06	0	31	6	0	0.29	1	0.3	1.9	1.3
0.06	36	0	0.5	1	0.06	0.15	0.3	0.15	0.1	25	20	0.02	0.09	12	0.2	0.8	0.1
0	80	0	0	0	0.01	0.02	0	0	0	0	1	0	0	0	0	0	0
0.11	12	0	0.2	21	0.09	0.10	7.7	0.37	0.5	35	12	0.01	0.14	34	0.1	0.8	1.0
0.03	44	0.5	0.6	5	0.02	0.13	0.4	0.06	0.5	16	0	0.15	0.89	125	0	0	1.0
0.30	243	0	1.2	143	0.16	0.16	1.1	0.18	0	130	18	0.19	2.86	0	0.7	2.4	1.3
0.13	43	0.3	0.4	5	0.07	0.17	0.3	0.10	0.3	13	3	0.05	0.48	14	0.2	0.6	0.9
0.01	0	0	0	0	0.01	0.01	0.1	0.01	0	3	8	0	0	0	0	0	0
0.02	11	0	0.1	7	0.03	0.05	1.6	0.13	0.2	16	20	0.02	0.18	11	0.2	0.5	0.5
0.11	93	6.9	0.2	1	0.07	0.11	4.0	0.37	2.5	47	4	0.76	0.23	19	0.3	1.5	1.4
0.15	78	0.6	0.7	19	0.11	0.17	0.7	0.08	0.5	25	1	0.35	2.14	119	0.1	0.3	0.9
0.03	19	0.2	0.1	2	0.04	0.09	0.4	0.06	0.2	32	12	0.02	0.05	7	0.2	0.7	0.9
0.24	268	0.8	1.4	112	0.25	0.20	2.2	0.26	1.0	120	24	0.28	1.32	46	0.8	2.2	1.9
0.24	195	0.1	2.4	61	0.18	0.21	3.6	0.43	1.1	108	56	0.22	1.44	55	1.5	3.7	2.4
0.16	6	0	1.5	20	0.07	0.05	1.2	0.08	0.3	26	4	0.53	2.60	38	0.2	1.2	0.9
0.08	1	0	0.7	0	0.05	0.01	0.3	0.11	0	20	13	0	0.02	0	0.3	1.0	0.1
0.13	36	0.3	0.2	2	0.09	0.12	1.2	0.09	0.7	27	2	0.05	0.47	47	0.5	1.4	2.7
0.01	29	0	0.1	2	0	0.01	0	0.02	0	4	1	0	0	0	0.1	0.2	1.0
0.02	3	0	0	9	0	0.02	0.2	0.02	0	5	0	0	0	0	0	0	0
0.25	229	0.1	4.0	66	0.17	0.23	4.7	0.41	0.2	115	35	0.41	3.03	59	1.2	2.4	1.5
0.22	294	0	2.4	227	0.10	0.18	1.0	0.16	0.2	94	23	0.14	0.92	0	0.5	1.7	1.2
0.02	2	0	0.2	2	0.03	0.10	1.6	0.04	0.7	11	0	0.03	0.29	88	0	0	1.5
0.19	0	0	0.5	21	0.06	0.04	1.1	0.07	0.3	14	0	0.66	5.02	0	0.2	0.7	1.5
0.12	160	0	1.8	14	0.14	0.10	1.6	0.22	0	71	66	0	0.04	0	0.8	2.1	0.6
0.01	8	0	0.3	0	0.01	0.04	0.1	0.01	0	4	1	0	0.02	3	0.1	0.2	0
0.10	241	0	0.7	51	0.13	0.19	6.0	0.47	0.9	53	25	0.08	0.68	38	0.3	1.9	2.4
0.11	173	0.1	0.3	56	0.15	0.08	1.7	0.27	0.2	77	52	0.05	0.70	12	1.0	2.1	1.6
0.13	46	0.8	0.7	8	0.05	0.15	1.7	0.06	0.7	21	1	0.08	0.43	155	0	0.2	0.9

ページ	料理名	栄養価の単位	エネルギー kcal	水分 g	たんぱく質 g	脂質 g	炭水化物 g	ナトリウム mg	カリウム mg	カルシウム mg	マグネシウム mg	リン mg	鉄 mg	亜鉛 mg
86	ラッシー	1人分	138	145.1	4.4	3.7	22.1	59	168	120	12	101	0.1	0.4
87	タンドリーチキン	1人分	227	145.8	13.9	11.0	17.1	157	593	60	35	181	1.3	1.5
87	ヨーグルトドレッシングのサラダ	1人分	70	55.5	1.3	4.9	5.8	256	172	49	12	35	0.6	0.3
	●においを抑えてくれるメニュー													
88	フォー	1人分	242	401.0	13.6	1.0	43.0	1472	162	46	27	129	0.7	1.0
89	サワラのレモンパセリソース	1人分	260	93.3	20.4	17.0	4.2	593	549	28	38	227	1.1	1.1
89	鶏肉のレモンバジル焼き	1人分	210	75.3	13.9	12.3	9.2	238	259	20	20	138	0.5	1.3
90	キャベツとハムのレモンサラダ	1人分	215	270.3	9.8	14.1	14.9	897	700	117	43	209	0.9	0.9
90	蒸しなすのエスニック風サラダ	1人分	43	93.6	2.4	1.1	7.1	496	221	21	20	36	0.3	0.2
91	フルーツヨーグルトサラダ	1人分	121	139.2	4.1	3.1	20.7	49	324	129	22	114	0.2	0.5
91	ミントティー	1人分	2	157.6	0.2	0	0.2	0	0	19	0	0	0.1	0
	術後の気になる症状の克服レシピ													
	●下痢・頻便													
96	ささ身とかぶの雑炊	1人分	200	280.4	14.3	0.7	32.5	387	455	30	32	170	0.4	0.8
97	はんぺんのチーズピカタ	1人分	105	62.7	9.3	4.5	6.4	378	125	35	11	119	0.8	0.5
97	ほうれん草とにんじんの簡単白あえ	1人分	123	105.4	6.3	6.8	10.8	503	519	161	96	132	2.5	1.2
98	ミルクリゾット	1人分	290	223.0	6.7	8.6	44.6	351	227	136	21	148	0.2	1.1
98	ジンジャーホットレモン	1人分	66	170.1	0.1	0	18.2	2	24	2	2	3	0.2	0.1
99	とうがんとひき肉のくず煮	1人分	41	116.4	3.7	1.3	3.8	207	189	14	11	33	0.3	0.2
99	サケと大根のかす汁	1人分	118	218.0	10.4	4.0	7.7	570	321	27	25	120	0.5	0.6
	●おなかのはり													
100	やわらかいり豆腐	1人分	127	148.6	9.0	7.3	6.2	343	218	54	42	135	1.3	0.8
101	かぶとカニかまのミルク煮	1人分	55	153.6	3.0	1.7	7.2	347	225	74	12	62	0.2	0.2
101	タラちり	1人分	162	312.6	21.2	3.4	12.1	757	919	152	90	315	1.7	1.2
	●便秘													
102	根菜のビーフシチュー	1人分	385	373.3	15.7	23.6	26.6	933	832	55	51	202	1.8	3.6
103	エビと長芋の揚げ出し	1人分	138	122.6	6.6	7.8	10.4	353	315	34	25	85	0.4	0.6
103	さつま芋とりんごのレモン煮	1人分	72	60.2	0.5	0.1	17.9	49	206	16	10	20	0.3	0.1
	●吐き気・嘔吐													
104	とろろそば	1人分	180	331.3	8.1	2.3	32.0	1050	224	23	37	120	1.4	0.7
105	ゼリーコンソメ	1人分	15	177.5	2.4	0.1	1.3	412	45	6	2	6	0.1	0
105	紅茶ゼリー	1人分	27	165.2	2.3	0	4.6	8	12	3	2	3	0	0
	●口内炎													
106	鶏肉とかぼちゃの豆乳シチュー	1人分	288	348.2	16.0	13.8	23.8	598	778	46	61	207	2.1	1.7
107	モロヘイヤと生湯葉の煮浸し	1人分	60	94.0	5.6	2.2	4.9	455	285	108	34	92	1.0	0.6
107	卵豆腐とあおさのすまし汁	1人分	37	185.0	3.4	2.0	1.8	580	160	19	28	63	0.4	0.3
	●食思不振													
108	一口巻きいなり	1人分	332	169.0	9.1	7.9	48.1	600	128	117	59	132	1.6	1.5
109	ミニトマトのピクルス	1人分	91	224.2	2.2	0.2	22.0	247	591	27	28	60	0.8	0.4
109	桃のヨーグルトアイス	1人分	41	38.6	1.0	0.8	7.4	13	60	31	4	27	0	0.1
	●末梢神経障害													
110	れんこん入り鶏団子なべ	1人分	172	386.0	13.0	4.5	20.9	937	633	82	45	132	1.6	0.7
111	ソーセージとじゃが芋のポトフ	1人分	143	369.2	4.9	6.0	18.8	648	506	49	29	95	0.7	0.6
111	茶わん蒸し	1人分	75	131.0	9.7	3.0	1.8	371	182	37	18	124	0.6	0.8

自分の体調をみながら、食べたいものを少しずつ

「なにを食べたらいいですか？
なにを控えたらいいですか？」

大腸がんの手術を受けられたかたはだれしも心配になることでしょう。

たいてい、大腸がんの手術後の食事指導は、「なんでも食べてよい」という指導が一般的です。

確かに、絶対に一口も食べてはいけない食品、料理はありません。ただ、なんでも食べてよいことが、好きなだけ食べてよいのとは違います。食べすぎれば、腸閉塞の心配が出てきます。

なんでも食べてよいというのは、

「食べたいものを自分の体調をみながら、
少しずつ、よくかんで食べること」

なのです。

実際に患者さんから、「豚カツはいつから食べていいですか？」「から揚げも食べたいけどだいじょうぶ？」とよく聞かれます。私は「ひどい下痢がなければ、少しずつ食べていいですよ」とお話ししています。

用心するあまり、食べられなくなるかたも

一方、患者さんの中には、おなかが痛くなるのがこわくて、食べられなくなるかたもい

らっしゃいます。また、腸閉塞を心配するあまり、野菜や果物の皮など、食物繊維を極端にさけるかたもいらっしゃいます。用心することは大事なことですが、がんと向きあい、のりきるためには、食べて体力をつけなくてはなりません。こわがらずに、少しずつ食べてみてください。

ストーマをつけても これまで通りに

直腸がんの手術を受けられたかたの中には、ストーマ（人工肛門）を設置することもあるでしょう。排便に関しては、皮膚トラブルを起こさないようケアは必要ですが、だからといって生活に多くの支障が生じるわけではありません。

食事は、においやガスの出にくい食品を選ぶくふうがありますし、服装はストーマがあたる部分を強くしめつけなければ、好きなおしゃれも楽しめます。スポーツや旅行、温泉も楽しめます。

大腸がんと仲よくつき合い、前向きに過ごすために

大腸がんは、患者数が年々増えているものの、治療技術の向上もあり、治る可能性が高いがんでもあります。たとえ再発、転移したとしても、再度手術できる可能性もあります。

大腸がん手術を受けられたあとも、自分の体調と相談しながら、食べたいものを適量食べて楽しんでよいのです。

そうして心身ともに前向きに、充実した生活が送れるよう、本書が少しでもお役に立てたら、と願っております。

公益財団法人がん研究会　有明病院
栄養管理部　ＮＳＴ専門療法士
がん病態栄養専門管理栄養士
高木久美

料理／金原桜子
撮影／菅原史子
ブックデザイン／原　玲子
イラスト／絵仕事　界屋（中山　昭）
スタイリング／渡辺孝子
校正／くすのき舎
編集協力／中島さなえ
栄養価計算／女子栄養大学出版部

公益財団法人がん研究会 有明病院

監　修●**比企直樹**
（元胃外科部長　栄養管理部部長
現在、北里大学医学部上部消化管外科学主任教授）

食事指導●**高木久美**（栄養管理部　NST専門療法士
がん病態栄養専門管理栄養士）

医療解説●**小西　毅**（元大腸外科医長）

ストーマケア指導●**松浦信子**（看護部WOC支援部　看護師長
WOCナース）

栄養指導●**中濵孝志**（栄養管理部副部長
がん病態栄養専門管理栄養士研修指導士）

●がん研有明病院とは

1934年、日本で最初にできたがん専門病院です。当初29床で発足し、現在は700床と規模を広げ、患者さん1人1人のために最高の診療を行なっています。

診療部門の一つ、栄養管理部は病棟に相談できる管理栄養士を配置し、入院患者さんの食や栄養のサポートを行なっています。

公益財団法人がん研究会　有明病院
ホームページ　http://www.jfcr.or.jp/hospital/

がん研有明病院の
大腸がん治療
に向きあう食事

2015年3月23日 初版第1刷発行
2021年3月15日 初版第3刷発行

著　者●比企直樹　高木久美　小西 毅　松浦信子
発行者●香川明夫
発行所●女子栄養大学出版部
〒170-8481　東京都豊島区駒込3-24-3
電　話●03-3918-5411（営業）
03-3918-5301（編集）
ホームページ●http://www.eiyo21.com
振　替●00160-3-84647
印刷・製本所●大日本印刷株式会社
乱丁本・落丁本はお取り替えいたします。

ISBN978-4-7895-1832-1